SOBRE IDENTIDADE E IDENTIFICAÇÕES

Blucher

SOBRE IDENTIDADE E IDENTIFICAÇÕES
Conferências (2014-2015)

Bernard Nominé

Tradução
Elisabeth Saporiti

Organização da tradução
Sheila Skitnevsky Finger

Revisão técnica
Sandra Leticia Berta

Título original em espanhol: *De la identidad y de las identificaciones: ciclo de conferencias em UTLA 2014-2015*
Título da tradução brasileira: *Sobre identidade e identificações: conferências (2014-2015)*
© 2016 Bernard Nominé
© 2018 Editora Edgard Blücher

Imagem da capa: iStockphoto

Blucher

Rua Pedroso Alvarenga, 1245, 4º andar
04531-934 – São Paulo – SP – Brasil
Tel.: 55 11 3078-5366
contato@blucher.com.br
www.blucher.com.br

Segundo o Novo Acordo Ortográfico, conforme
5. ed. do *Vocabulário Ortográfico da Língua
Portuguesa*, Academia Brasileira de Letras,
março de 2009.

É proibida a reprodução total ou parcial por
quaisquer meios sem autorização escrita da
editora.

Todos os direitos reservados pela Editora Edgard
Blücher Ltda.

Dados Internacionais de Catalogação
na Publicação (CIP)
Angélica Ilacqua CRB-8/7057

Nominé, Bernard

Sobre identidade e identificações : conferências
(2014-2015) / Bernard Nominé ; tradução de Elisabeth Saporiti ; organização e tradução de Sheila
Skitnevsky Finger ; revisão técnica de Sandra Leticia
Berta. – São Paulo : Blucher, 2018.

152 p.

Bibliografia
ISBN 978-85-212-1359-8 (impresso)
ISBN 978-85-212-1360-4 (e-book)
Título original: *De la identidad y de las identifi-
caciones: ciclo de conferencias en UTLA 2014-2015*

1. Psicanálise 2. Identidade (Psicologia) 3. Identificação (Psicologia) I. Título. II. Saporiti, Elisabeth.
III. Finger, Sheila Skitnevsky. IV. Berta, Sandra.

18-1556   CDD 150.195

Índice para catálogo sistemático:
1. Psicanálise : Identidade

Conteúdo

Prólogo à edição brasileira *Bernard Nominé*	7
Prefácio *Dominique Touchon Fingermann*	9
Primeira conferência: 7 de novembro de 2014	17
Segunda conferência: 5 de dezembro de 2014	35
Terceira conferência: 9 de janeiro de 2015	57
Quarta conferência: 6 de fevereiro de 2015	79
Quinta conferência: 13 de março de 2015	101
Sexta conferência: 10 de abril de 2015	123
Referências	145

Prólogo à edição brasileira

Bernard Nominé

Este livro constituiu-se de uma série de seis conferências que proferi em 2014 e 2015, no âmbito daquilo que chamamos Université du Temps Libre [UTLA, Universidade do Tempo Livre], a qual depende da Faculdade de Letras da Universidade de Pau e dos Pays de l'Adour (UPPA).

A Université du Temps Libre não outorga nenhum diploma e está aberta a todos aqueles que queiram adquirir saber em diferentes campos: letras clássicas e modernas, filosofia, história, musicologia, pedagogia... Essa universidade faz muito sucesso e sua plateia é majoritariamente constituída de pessoas aposentadas. É nesse âmbito que me perguntaram se queria falar justamente da psicanálise. Aceitei, pensando que era importante que esse público, ávido de saber, pudesse ouvir algo a respeito da psicanálise.

O exercício não é simples, pois não quis fazer uma aula para distrair os participantes com boas histórias nem lhes entregar um saber a baixo custo, *ad usum Delphini*,[1] como se diz na França,

---

1 Expressão que significa "para uso do Delfim". Tratava-se de edições de clássicos

8 PRÓLOGO À EDIÇÃO BRASILEIRA

mas apostei em levá-los a se interessar seriamente pela óptica lacaniana com base na leitura de Freud. Isso demanda um esforço de clareza e de precisão para apresentar a ferramenta lacaniana: a abordagem da estrutura de linguagem, a lógica do significante, a estrutura dos discursos, os paradoxos da identificação sexuada e até mesmo a topologia.

Sempre admirei o estilo eficaz de Freud, quando ele se dirige a um público não conhecedor de sua causa, como nas *Conferências introdutórias à psicanálise*.[2] E o mesmo ocorre com Lacan, quando se pode ler algumas conferências ou entrevistas que ele deu aqui ou ali e nas quais resume, sem fazer muitas concessões, o essencial da pesquisa que empreendeu em seu seminário.

Esses dois exemplos me encorajam a continuar a transmitir meu interesse pela psicanálise.

Pau, 30 de janeiro de 2018.

---

latinos feitas com o objetivo de dar apoio à educação do filho de Luís XIV, rei da França, nas quais eram omitidos os erros e "passos equivocados". Segundo o *Dicionário Priberam*, "emprega-se ironicamente esta fórmula a propósito de publicações expurgadas ou cujo texto sofreu deturpações para um fim". Cf. *Dicionário Priberam da Língua Portuguesa* (online). Recuperado de https://www.priberam.pt/dlpo/ad%20usum%20delphini (Acesso em 03 fev. 2018). [N.T.]

2   Freud, S. (2011). Conferências introdutórias à psicanálise (1916-1917). In S. Freud, *Obras completas* (Vol. 13, S. Tellaroli, trad.). São Paulo: Companhia das Letras, 2014. (Publicado originalmente em 1916-1917).

Prefácio

Dominique Touchon Fingermann

O problema da identidade

eu me chamo Lacan em todas as línguas, e vocês também, cada um por seu nome. Isso não é um fato contingente, um fato de limitação, de impotência, um fato de nonsense, já que, pelo contrário, é aqui que jaz, que reside a propriedade muito particular do nome, do nome próprio na significação. Não será isso feito para fazer com que nos interroguemos sobre o que acontece nesse ponto radical, arcaico, que precisamos com toda a necessidade supor na origem do inconsciente, isto é, desse algo pelo qual, na medida em que o sujeito fala, ele só pode avançar sempre mais adiante na cadeia, no desenrolar dos enunciados, mas que, ao se dirigir em direção aos enunciados, e por isso mesmo, na enunciação, ele elide algo que é, propriamente falando, aquilo que ele não pode saber, a saber, o nome daquilo que ele é enquanto sujeito da enunciação. No ato da enunciação

10 PREFÁCIO

> *há essa nominação latente que é concebível como sendo*
> *o primeiro núcleo, como significante, daquilo que em*
> *seguida vai se organizar como cadeia giratória, tal como*
> *representei para vocês desde sempre, desse centro, esse*
> *coração falante do sujeito a que chamamos inconsciente.*[1]
>
> Jacques Lacan, *O seminário, livro 9: A identificação*, 2003, p. 99
> (aula de 10 de janeiro de 1962).

A identidade é um problema, para a lógica, a metafísica, a antropologia, a sociologia, a política, a psicologia. Dizem frequentemente que seria um problema exacerbado pelo mundo contemporâneo e que os tempos capitalistas e suas consequências no que tange à radicalização da globalização atropelam, esmagam, estilhaçam, a identidade, as identidades.

O problema lógico/ontológico foi precocemente e diversamente localizado desde os gregos da Antiguidade: o Um e o ser/ não ser preocupava Parmênides e inaugurou a ontologia. Se a

---

1 No original: "*je m'appelle Lacan dans toutes les langues, et vous aussi de même, chacun par votre nom. Ce n'est pas là un fait contingent, un fait de limitation, d'impuissance, un fait de non-sens puisqu'au contraire c'est ici que gît, que réside la propriété toute particulière du nom, du nom propre dans la signification, est-ce que ceci n'est pas fait pour nous faire nous interroger sur ce qu'il en est en ce point radical, archaïque, qu'il nous faut de toute nécessité supposer à l'origine de l'inconscient, c'est-à-dire de ce quelque chose par quoi, en tant que le sujet parle, il ne peut faire que de s'avancer toujours plus avant dans la chaîne, dans le déroulement des énoncés, mais que, se dirigeant vers les énoncés, de ce fait même, dans l'énonciation il élide quelque chose qui est à proprement parler ce qu'il ne peut savoir, à savoir le nom de ce qu'il est en tant que sujet de l'énonciation. Dans l'acte de l'énonciation il y a cette nomination latente qui est concevable comme étant le premier noyau, comme signifiant, de ce qui ensuite va s'organiser comme chaîne tournante telle que je vous l'ai représentée depuis toujours, de ce centre, ce cœur parlant du sujet que nous appelons l'inconscient*".

categoria do universal permitiu a Aristóteles distinguir o particular, o singular escapou à sua medida: e desde então a lógica persegue seu caminho.

Com efeito, se para a filosofia o ser, o Um e a identidade permanecem no capítulo dos transcendentais "indefiníveis", para a psicanálise, o singular, o único e a identidade escapam a todas as medidas e permanecem nas margens, nos desvãos e nos descabimentos.

Para a psicanálise, a identidade é uma questão relativa à estrutura do sujeito. O sujeito, fundamentalmente sujeitado na sua representação pela linguagem, perde a sua identidade na cadeia infinita das representações que tentam alcançar o ponto original da sua emergência no real. O sentido foge e vai se deslocando e se perdendo nas cadeias dos significantes do Outro, sempre outro, nunca apresentando o que alguém tem de único: a sua diferença absoluta, signo de gozo, a sua identidade.

Na perspectiva psicanalítica, a identificação se apresenta como uma solução ao drama da identidade. Solução paradoxal, pois, ao procurar sua singularidade na identificação, encontra-se, cada vez mais renovado, o exílio do ser deportado nos significantes e nas imagens do Outro. Lemos novamente a frase da epígrafe:

na medida em que o sujeito fala, ele só pode avançar sempre mais adiante na cadeia, no desenrolar dos enunciados, mas que, ao se dirigir em direção aos enunciados, e por isso mesmo, na enunciação, ele elide algo que é, propriamente falando, aquilo que ele não pode saber, a saber, o nome daquilo que ele é enquanto sujeito da enunciação.

12 PREFÁCIO

A identidade, no entanto, permanece como um ponto de origem arcaico, lógico: um marco de "ex-sistência" sem essência. O ensino de Lacan aponta de diversas maneiras para este ponto de partida original: separação (*versus* alienação), gozo, enunciação, nomeação, ato, dizer.

No ato da enunciação, que Lacan passa a chamar de "dizer", encontra-se o núcleo original da existência, "nominação" da identidade, que está fadado ao esquecimento pelos ditos e tantos outros enunciados e que o inconsciente se encarrega de fazer voltar à existência:

> *No ato da enunciação há essa nominação latente que é concebível como sendo o primeiro núcleo, como significante, daquilo que em seguida vai se organizar como cadeia giratória, tal como representei para vocês desde sempre, desse centro, esse coração falante do sujeito a que chamamos inconsciente.*

Esse ser, para sempre perdido, é procurado nos rastros do desejo causado pelo objeto que falta; mas o desejo é sempre desejo do Outro, marcado pela falta que determina a sua indestrutibilidade e que atormenta o sujeito, isto é, o sujeito do inconsciente.

O inconsciente poderia ser o nome das ficções tramadas nas trilhas da falta chamada desejo e do inalcançável da identidade.

O problema da identidade tratado nestas seis conferências de Bernard Nominé, traduzidas e publicadas pela editora Blucher, oferece-nos uma leitura aprofundada e sistematizada do conceito na sua relação paradoxal com a identificação.

Bernard Nominé é conhecido pelo público brasileiro pela clareza de seus comentários, que tecem, de uma forma ímpar, as suas leituras da obra de Freud e do ensino de Lacan com a sua experiência da clínica psicanalítica. Ele possui uma maneira peculiar de fazer o leitor caminhar com suas elaborações e evita cuidadosamente a declamação pura e simples dos conceitos, aforismos e fórmulas lacanianas. Quem almeja encontrar aqui um atalho para se apropriar do último Lacan, perde a oportunidade de desfrutar das vias e desvios de uma voz tão precisa.

Bernard Nominé é psiquiatra, psicanalista, analista membro da Escola de Psicanálise de Fóruns do Campo Lacaniano. Ele pratica a psicanálise em Pau, no sul da França, ao lado da Espanha. Nascido na fronteira e nas bordas da "outra" língua, ele cresceu com a música na ponta dos dedos.

Seu engajamento na transmissão da psicanálise na França, na Espanha, na Itália, na Austrália e no Brasil se beneficiou de sua prática das línguas e da ginga surpreendente de seus volteios nas orientações clínicas dos ensinos de Freud e Lacan.

Bernard Nominé aborda aqui o problema da identidade em sua articulação fundamental e paradoxal com a identificação. Nestas seis conferências, vai desdobrar as consequências do problema para o sujeito, seus destinos sintomáticos, suas modalidades de tratamento do gozo, suas modalidades de laços com o outro, os quatro Discursos, mas, principalmente, dedica suas elaborações à complexa questão da "identidade" sexuada.

Logo na primeira conferência está colocado o problema: se a identidade reside no traço que distingue e qualifica a singularidade de cada ser humano, como apreender essa singularidade senão de sua diferença com o Outro? O que seria "uma diferença pura", como diz Lacan, e não uma diferença relativa? Logra-se apreender a unicidade e a diferença radical de Um ser pela representação significante, ou seja, a passagem pela diferença relativa transferida na concatenação significante do aparelho simbólico?

A identificação consiste no longo processo com o qual alguém se faz uma identidade (identi-ficare); essa construção consiste em um processo de "alienação" atrelado às relações do sujeito com o outro: à sua presença, à sua constância, à sua imagem e, sobremaneira, aos significantes de sua demanda. É notável lembrar que a pulsão emergente da intimidade do corpo singular necessita da demanda que provém do Outro para localizar, organizar, mapear o corpo. Fazer-se uma identidade, nesse caso, consiste em definir um lugar próprio na ordem simbólica.

Explorando as vias do conceito de identificação abertas por Freud, elencando três tipos de identificações, Nominé chega, via a retomada por Lacan do "traço unário" (*einziger Zug*), à questão lógica, ponto de partida do paradoxo fundamental da relação da identidade com a identificação.

Uma vez inscrito como signo do gozo do ser em questão, é possível articular o traço unário à sequência dos significantes que, ao correr atrás do rastro perdido, permite, no final das contas, supor aí um sujeito. A identificação define um lugar próprio, particular, do sujeito na ordem simbólica, mas não dá conta da singularidade do gozo perdido pela castração produzida pela marca significante.

Do signo ao significante, há perda da unicidade da identidade. Como se produz essa incorporação do significante? Como um rastro de gozo pode vir a se transformar em traço? Como o sujeito emerge desse ato de apagamento dos rastros da coisa pelo traço, unário, começo de toda a sua história? "Insondável decisão do ser": antes da emergência do sujeito, quem (o que é que) decide, escolhe, assume?

Vamos acompanhar as seis lições de psicanálise de Bernard Nominé. Aprendemos a conversar com ele, como ele, para nos debruçarmos sobre as questões cruciais relativas a essa articulação paradoxal entre identidade e identificação: os Discursos elencados por Lacan como modalidades possíveis de laços sociais na atualidade e de tratamento do gozo e, sobretudo, a complexa problemática da identidade sexuada. As teorias freudianas sobre a primazia do falo são aqui cotejadas com a clínica e os avanços lacanianos a respeito do gozo feminino suplementar não-todo, fora das medidas fálicas. A leitura destas conferências nos permite conferir um possível diálogo entre psicanálise e teorias do gênero, hoje surpreendentemente tão populares e midiatizadas.

Com muito prazer, aprendemos com os enunciados de Bernard Nominé e, sobretudo, desde seu "ato de enunciação". Seguimos caminhando e conversando.

São Paulo, 10 de fevereiro de 2018.

Primeira conferência: 7 de novembro de 2014

Neste ano, pensei em partilhar com vocês o trabalho de investigação que também estou realizando em meios especializados nos quais falamos entre colegas que leem habitualmente Freud e Lacan. Evidentemente, dirigir-se a colegas advertidos e falar para vocês que vêm me escutar por múltiplas razões que não conheço não é, de forma alguma, o mesmo exercício. Creiam, o fato de ter de dirigir-me a vocês supõe muito mais exigência e por isso mesmo meu interesse.

Assim, este ano estou trabalhando a questão da identidade e das identificações e vou me empenhar para que vocês tirem proveito disso.

Em nosso mundo de hoje, a questão da identidade é mais crucial do que nunca. Quanto mais se estende a comunidade humana, mais se trata de globalizar-se, inclusive de federar-se, mais as pequenas unidades que a compõem – os *"trumains"*,[1] como Lacan

---

1 *"Trumains"*: contração do francês *"êtrehumain"* – ser humano – que se produz

se divertia ao nos designar –, mais os *"trumains"* reivindicam sua identidade para não se dissolverem na massa.

Essa facécia que Lacan se permitia com a língua produz seu efeito. Esse é o princípio da psicanálise. Trata-se de fazer entender de outro modo aquilo que acontece. Neste ponto, a psicanálise se distingue da psicologia. O psicólogo lhes explica o que acontece, pode até conduzi-los a se interrogarem sobre o que acontece, mas com a ferramenta de sua compreensão. Com seus *trumains*, Lacan nos dá a entender algo que vai mais além de nossa compreensão. Uma pessoa entende o que quer, desde logo, mas o interesse está naquilo que faz passar do singular do ser – todos queríamos ser singulares – ao plural das pequenas unidades que somos: os *trumains*.

Além do mais, isso faz surgir a mão [*main*] nessa história. É certo que nós, os *"trumains"*, quando nos encontramos, nos damos a mão. É um sinal. Pois bem, não só está a mão nos *"trumains"*, está também o *"tru"*[2] um pouco incongruente que se impõe e do qual deixarei vocês darem conta.

Cada um tem o seu truque [*chacun son truc*][3] e, ao fim e ao cabo, talvez seja com esse truque que cada um se vira melhor. Vejam como a língua é divertida quando se lhe deixa fazer. Quando queremos falar de algo cujo nome esquecemos, o que nos vem de imediato é "troço" [*trucmuche*].[4] Isso acaba por identificar um *"trumain"* com seu truque.

---

ao se pronunciar o termo. Lacan o emprega no *Seminário 24: o momento de concluir*, de 17 de janeiro de 1978. [N.T.]

2 *"Tru"* remete a *"truc"*, termo coloquial muito usado, como curinga, em francês, e que se traduz por "truque". [N.T.]

3 Esta expressão pode ser traduzida por "cada um por si". [N.R.]

4 *"Trucmuche"* é um termo que se usa para nomear um objeto cujo nome se esqueceu no momento em que se fala. [N.T.]

Porém, com relação a esse famoso truque, não somos todos iguais. Há aqueles que o reivindicam em alto e bom som para não cair no anonimato do grupo, tomando, então, o aspecto do que chamamos narcisismo das pequenas diferenças. Cada um tem a ver com seu pequeno *truc* que o singulariza. E, ao contrário, logo se encontram os que querem fundir-se com a massa e tendem a querer esconder seu *truc*, recorrendo às vezes de forma abusiva à identificação.

A identificação, em seu sentido etimológico, significa fazer-se uma identidade. A identidade é algo que se constrói e a identificação é o processo pelo qual isso é conseguido. É um processo complexo que trataremos de elucidar ao longo deste curso. Prende-se às relações do sujeito com o Outro e, por isso, à sua relação com o significante.

Pelo fato de vivermos em sociedade, todos nós temos de encontrar nosso lugar, é para isso que serve a identificação: para definir o próprio lugar na ordem simbólica. Todos temos de nos identificar. Aqueles que não conseguem, sofrem enormemente e são vivenciados pelos demais como estranhos e, assim, perigosos. É esse o motivo pelo qual são confinados.

A identificação é um processo que se impõe porque temos de encontrar nosso lugar numa relação que não seja dual.

Na relação dual, não há identificação simbólica, há efeitos de espelho, quer dizer, efeitos imaginários, o que vem a ser coisas distintas. Isso se observa no mundo animal e dá lugar a fenômenos de mimetismo ou a fenômenos mais complexos, como em alguns pássaros, por exemplo, nas galinhas, em que a visão de sua própria imagem no espelho provoca a ovulação. É um efeito direto da imagem no organismo. Os *trumains* não são insensíveis a esses efeitos da imagem do outro. É isso que se observa nos fenômenos de agressividade: a violência de um desencadeia a violência do outro, se o outro se deixa levar pela reação em espelho.

Isso também se observa na identificação do sujeito psicótico, o que chamamos de transitivismo. O psicótico se deixa levar facilmente pelos efeitos do espelho. Na vida, isso se localiza no fato de que o psicótico pode dar a impressão de ter várias personalidades, pois sua personalidade depende totalmente da personalidade de seu interlocutor.

Esse fenômeno culmina na paranoia, o que alguns autores têm chamado de projeção.

De fato, o paranoico atribui ao outro que tem na sua frente – e a quem supõe que lhe quer mal – todo o mal que o habita.

Nessa pseudoidentificação, prevalece o imaginário. Digo pseudoidentificação porque, vocês verão logo mais, a identificação propriamente dita é um processo simbólico, quer dizer, fundado no significante e supõe ao menos três lugares. Desde o momento em que há três, é necessário eleger seu lugar. É o que acontece com muita naturalidade na família em que o bebê deve encontrar seu lugar entre o pai e a mãe.

O que Freud descobre quando se volta para o processo de identificação é que, em primeiro lugar, diz respeito a essa entidade que designa como Eu. O Eu tem duas formas de se comportar frente ao objeto que ama: ou bem quer ter esse objeto – é o amor em sua versão clássica – ou bem quer ser esse objeto. Esse é o ponto de partida da identificação.

Leitura de Freud

Ou bem o Eu situa esse objeto como um objeto de amor que contém todas as qualidades, enquanto ele, o Eu, se rebaixa, se empobrece, faz tudo para tê-lo. Ou bem o Eu renuncia à busca desse objeto, renuncia a tê-lo e vai querer sê-lo. A identificação é isso. Na identificação, o Eu "introjeta" as qualidades do objeto e, então, se reforça.

Essas duas definições são simples e eficazes. Aparentemente, opõem *amor* de um lado e *identificação* de outro, em nome desse grande princípio freudiano que opõe tê-lo a sê-lo.

Uma primeira objeção surge quando Freud assinala que alguém pode identificar-se inconscientemente a um objeto que não ama. Porém, esse tipo de identificação é secundário, não é primitivo. O menino, por exemplo, identifica-se com seu pai para tomar seu lugar com relação à mãe. Há uma nota de rivalidade nesse assunto.

Esse processo se inscreve num ternário. Aí estão o Eu, seu objeto e o terceiro que corresponde à situação edípica. A identificação aí não traduz o amor, mas sim a rivalidade.

Da mesma forma, na menina pode haver a identificação ao sintoma da mãe, coisa que traduz uma culpabilidade: "você quis tomar o lugar da sua mãe, pois bem, sofra como ela". No entanto, isso pode também ter o sentido exatamente inverso, como em Dora que tosse como seu pai. Freud resolve essa dificuldade dizendo que o Eu regressa e volta à identificação primitiva em lugar de assumir a busca pelo objeto amado.

Creio que para captar essa diferença entre amor e identificação, segundo Freud, é necessário objetivá-la com um mínimo de lógica.

Freud nos incita a isso na primeira descrição que nos dá, desde o início do seu capítulo sobre a identificação. Ele parte da posição do menino em relação a seu pai. Muito depressa, faz de seu pai seu ideal, essa é a primeira forma de apego a um objeto, diz. Ao mesmo tempo, expressa um apego à mãe que representa o objeto que ele quer ter. Essas duas correntes vão ter uma evolução paralela, sem interferir uma na outra. Depois, no momento do complexo de Édipo, essas duas correntes se encontram. A identificação com o pai está, dessa forma, a serviço do apego à mãe. "Se você quer ter sua mãe, deve se parecer com quem é seu objeto."

Num primeiro tempo, ilustro essas duas correntes como Freud faz em seu esquema sobre a organização da massa. Quer dizer, ou bem uma flecha que parte do Eu e se dirige ao objeto para figurar o amor, ou bem uma flecha que parte do objeto idealizado e se introjeta no Eu para ilustrar a identificação.

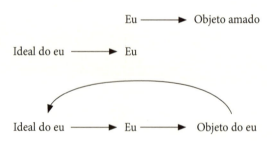

A flecha curvada ilustra a identificação por regressão. O objeto do Eu se converteu em ideal do eu e serve para identificar-se.

Em prol da simplicidade da exposição resumo, a seguir, a identificação mediante uma flecha que se dirige ao Eu e o amor mediante uma flecha que se dirige ao objeto.

No caso do menino neurótico comum, quer dizer, aquele em quem o complexo de Édipo operou, a tese freudiana pode ser assim representada:

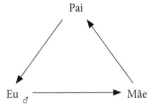

No caso da menina, podemos escrever assim:

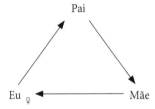

Porém, na situação da identificação com o sintoma, como em Dora, cujo sintoma imita a tosse do pai, seria necessário encarar o circuito de outra maneira, e eu proponho a vocês deste modo:

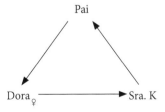

Aqui é o lugar em que Freud introduz a noção de regressão. A menina se identifica com o pai em vez de tomá-lo como objeto de amor. Se Dora é o exemplo em que Freud se apoia, podemos duvidar da validez dessa resposta, pois o verdadeiro objeto de amor não é o pai nem o Sr. K, mas sim a Sra. K. Por isso, esse pequeno gráfico me parece correto. E, de passagem, observamos que nessa identificação pelo sintoma a menina se comporta como o menino.

Finalmente, Freud se acautela em mostrar que a identificação não é um conceito homogêneo, o qual o leva a distinguir três tipos de identificação. Ele mesmo resume assim:

> *primeiro, a identificação é a mais primordial forma de ligação afetiva a um objeto; segundo, por via regressiva ela se torna o substituto para uma ligação libidinosa, como que através da introjeção do objeto no Eu; terceiro, ela pode surgir a qualquer nova percepção de algo em comum com uma pessoa que não é objeto dos instintos sexuais.*[5]

Convém que nos detenhamos um momento nesses três tipos de identificação localizadas por Freud.

Não começo pela primeira identificação, embora seja a mais problemática, inclusive paradoxal. Volto a ela mais adiante. Primeiro, insisto na segunda, naquela que Freud nos diz que é uma regressão.

Por que uma regressão? Porque, segundo ele, o amor é um progresso com relação à identificação primitiva em que o Eu quer ser, quer assimilar, o objeto que ama. Porém, Freud observa que em algumas ocasiões o Eu pode querer voltar atrás e fazer de seu objeto de amor um objeto de identificação.

---

5 Freud, S. (2011b). Psicologia das massas e análise do Eu e outros textos (1920-1923). In S. Freud, *Obras completas* (Vol. 15, pp. 13-113, P. C. de Souza, trad.). São Paulo: Companhia das Letras. Publicado originalmente em 1921.

O que Freud assinala é que, nos dois casos (identificação primitiva ou identificação secundária regressiva), a identificação não é massiva, é só parcial, "altamente limitada, tomando apenas um traço da pessoa-objeto".[6]

Nesse ponto, Lacan insiste em sua leitura de Freud e nos permite compreender que a identificação freudiana é uma identificação significante. O que vem a ser esse *einziger Zug*, esse traço unário, como Lacan o traduz? É um significante eleito para representar o Outro. Na álgebra lacaniana – na qual eu trato de iniciar vocês há dois anos – isso se escreve simplesmente S1, e vocês verão que isso simplifica muito as coisas, pois a identificação é a relação que o sujeito mantém com esse significante, que o representa perante o Outro.

A terceira identificação é um pouco diferente. É a identificação chamada histérica. Seu protótipo é a jovem do pensionato que recebe uma carta de seu amiguinho que desperta seus ciúmes, "[uma carta] à qual ela reage com um ataque histérico, algumas de suas amigas que sabem do que se trata pegam esse ataque, como dizemos, por via da infecção psíquica".[7] Nesse tipo de identificação, a pessoa imitada não é nem amada nem odiada, só tem interesse pelo seu sintoma.

Um Eu percebeu no outro uma analogia significativa em certo ponto – em nosso exemplo, na mesma disposição afetiva –, constrói-se uma identificação nesse ponto, e sob influência da situação patogênica essa identificação se desloca para o sintoma que o Eu produziu.[8]

---

6 *Op. cit.*, p. 64.
7 *Op. cit.*, p. 64.
8 *Op. cit.*, p. 64.

O que deve ser captado é que nesse terceiro tipo de identificação não é um significante que se elege como ponto de referência. É a falta, isto é, o desejo. O ponto comum que salienta esse gênero de identificação histérica é o ponto da falta.

O que as companheiras perceberam inconscientemente na primeira, que serve de modelo a seu sintoma, é o ponto de falta, falha que indica o desejo.

Temos assim formuladas as três identificações freudianas. Voltemos, agora, à primeira, que é a mais problemática. A forma primitiva da identificação traduziria um apego primitivo ao objeto no qual o Eu incorpora as qualidades do objeto, como o canibal que come o inimigo a quem havia estimado. Esse é o modelo com o qual Freud construiu seu mito *Totem e tabu*. Essa identificação primitiva deveria se dar com o objeto primordial, a mãe, mais precisamente. Porém, essa não é a tese de Freud. Freud fala do pai. E Lacan, nesse ponto, segue-o sem discussão, muito embora isso lhe pareça estranho.

Essa incorporação constitui uma parte da alteridade do eu, isso que Freud denomina *ideal do eu*. Esse ideal do eu é, portanto, uma instância simbólica que deve ser distinguida do eu ideal que corresponde a uma imagem. Certamente, essas duas identidades estão chamadas a se associar. É melhor mesmo que se associem, caso contrário ocorre o conflito que em geral se traduz no que os psicanalistas franceses hoje chamam de perda de estima de si [*perte de l'estime de soi*], que nada mais é que o afeto depressivo. O sujeito depressivo é um sujeito cujo ideal do eu maltrata o eu.

O ideal do eu resulta, portanto, de uma incorporação.

O que foi incorporado não é uma imagem, é um significante, é o significante que resume a presença do Outro. É o famoso *einziger*

Zug de Freud. Basta um traço para se evocar o Outro. Não é qualquer traço significante, é um significante idealizado. É algo que se localiza facilmente na formação de um grupo. Os membros do grupo se unem em volta de uma identificação com um significante do líder, elevado ao valor ideal. Todos se colocam mais ou menos conscientemente a vestir-se e a falar como ele. Esse processo muito bem localizado e, inclusive, esquematizado por Freud, é explicado pela função de incorporação do traço unário que funda o ideal do eu. A massa freudiana está constituída pelo fato de que todos os membros têm em comum esse traço unário, extraído do líder idealizado que modelou seu ideal do eu. Por que isso funciona tão bem?

Porque isso remete cada um à função potente que tem o significante ideal na identificação.

Esse significante ideal é o que indica ao sujeito, muito cedo na sua vida, o que ele deve ser para responder aos critérios do amor do Outro. "Isto é o que você deve ser para merecer meu amor." Se em Freud essa primeira identificação permanece bastante misteriosa, Lacan trata de precisar seu estatuto. E, para mim, o ponto mais esclarecedor é quando nos diz que aquilo que o sujeito tem de interiorizar é, em primeiro lugar, o olhar do Outro. Esse olhar do Outro é, depois, algo que faz signo ao sujeito sobre o modo em que o Outro lhe olha: com bons olhos ou com maus olhos. É o ponto de onde o sujeito obtém muito depressa o signo daquilo que deve ser para que esse olhar do Outro não lhe angustie. Quer dizer, que esse olhar do Outro deve apagar-se, o mais depressa possível, em benefício de uma significação, isto é, que o olho desaparece em benefício do signo que o Outro me devolve e que me indica que correspondo bem àquilo de que gosta.

> *Este olhar do Outro, devemos concebê-lo como sendo interiorizado por um signo. Isso basta.* Ein einziger Zug. *Não há necessidade de todo um campo de organização e de uma introjeção maciça. Esse ponto, grande I, do traço único, esse signo do assentimento do Outro, da escolha de amor sobre o qual o sujeito pode operar, está ali em algum lugar e se regula na continuação do jogo do espelho. Basta que o sujeito vá coincidir ali em sua relação com o Outro para que este pequeno signo, este* einziger Zug, *esteja à sua disposição.*[9]

Se eu não vacilo em dar a vocês essa citação de Lacan, certamente difícil de decifrar, é porque ela fala, precisamente, sobre as relações que existem entre o olhar do Outro e esse ponto de ideal que o sujeito encontra nele, uma vez que o olhar se apaga.

Se compreendo bem o sentido desse momento descrito por Lacan, creio que não é necessário considerá-lo como um momento histórico do sujeito. Tampouco é um estágio do desenvolvimento. É um momento estrutural que descreve a relação entre o olhar como objeto real e a significação de amor que toma seu lugar e que guia o sujeito no que deve ser para ser amado. O olhar como objeto real desaparece atrás do signo e o signo se interioriza. Quer dizer que o sujeito já não tem a necessidade de ser olhado pelo Outro porque interiorizou esse olhar pela forma desse signo que participa da construção de seu ideal de eu.

O que surpreende é que Lacan considera a primeira identificação uma interiorização do *einziger Zug*. Inclusive, se compreendo

---

9 Lacan, J. (2010). *O seminário, livro 8: a transferência*. Rio de Janeiro: Zahar. Publicado originalmente em 1960-1961, p. 434.

bem, este é o momento que funda o *einziger Zug*, com base em qualquer coisa que, em princípio, não é mais que um signo.

Definitivamente, essa primeira identificação torna possíveis todas as outras identificações que se seguem, uma vez que funda o traço unário. Essa primeira identificação não é, portanto, um momento localizável, não deve ser confundida com a identificação imaginária que pode se depreender do estágio do espelho nem com esses fenômenos de mimetismo observáveis no mundo animal. Desde logo, alguém poderia se ver tentado a referir essa identificação ao mito inventado por Freud, o mito que imagina um pai primitivo cujo gozo transbordante teria provocado o ódio. Os filhos o teriam matado e logo o teriam consumido numa refeição totêmica e então – oh, milagre! – o objeto do ódio incorporado em cada um dos filhos teria feito nascer a piedade filial. No seminário que dedicou a essa identificação, Lacan evita cair nessa facilidade. Como sabemos, o mito é uma forma de se tecer um discurso que dê conta de um real inapreensível. Porém, há outra abordagem dessa questão que é a abordagem lógica.

A lógica não é uma coisa muito atraente, mas, sem dúvida, é fundamental para a psicanálise, porque o inconsciente está fundado na lógica do significante. A lógica, que é um ramo da matemática, consiste em se considerar proposições e suas articulações fora de toda significação. Nela, raciocina-se com letras. É algo que apresenta dificuldade para o neurótico que em geral é um mal lógico, porque quer compreender, busca significações, interpreta.

Enfim, não corro o risco, pelo menos não hoje, de lhes fazer uma exposição de lógica formal, vou poupá-los do quadro modal de Aristóteles, sua afirmação universal, sua negativa universal, a particular, a contingente... Pelo menos saibam que é algo que apaixona desde a Antiguidade grega, passando pela Idade Média, e constituiu, por muito tempo, o domínio predileto dos teólogos.

PRIMEIRA CONFERÊNCIA: 7 DE NOVEMBRO DE 2014

Como se quisessem encontrar, imediatamente, um responsável na origem dessa espécie de automatismo que rege as leis da linguagem. E, então, a tendência natural é supor um *teos* no real da lógica. Observem bem que a psicanálise também funciona baseada em uma suposição, aquela que Freud fez definindo o inconsciente no coração dessa lógica.

O mínimo que devo assinalar para vocês a propósito dessa lógica é que, na origem do traço significante, há uma etapa necessária de privação, uma confrontação com uma falta real. Tomemos, por exemplo, o traço distintivo da classe dos mamíferos: a mama. Antes de definir a mama como traço distintivo da classe dos mamíferos, é necessário que tenha sido observado que esse órgão pode faltar em alguns animais. É o mesmo problema daquele que funda o zero como etapa necessária para dar seu valor ao 1.

Assim, o advento de um significante implica numa ausência. Porém, não se deve perder de vista que o significante não nasce sozinho. São os *trumains,* enquanto falantes, que geraram os significantes e continuam inventando palavras novas a cada dia. Assim, podemos considerar que, falando e aceitando identificar-se com os significantes do Outro, o sujeito apaga algo. É o que Lacan queria acentuar com o neologismo *"l'effaçon".*[10] Ele falava facilmente de *effaçon*. Cada um se caracteriza por seus borrões. Vocês sabem que uma das características do homem é ser capaz de apagar suas marcas. É a história de Robinson que observa em sua ilha pegadas, sinal de que alguém passou por ali, mas quando se dá conta de

---

10 *Effaçon*. Esse neologismo pode ser encontrado em Lacan, J. (2003b). Radiofonia. In J. Lacan, *Outros escritos* (p. 426). Rio de Janeiro: Zahar. Publicado originalmente em 1970. Sua tradução por "desmaneira" não é a única possível. Há um efeito chistoso nesse neologismo que articula as palavras "maneira" [*façon*], "apagamento" e "borrão" [*effacement*], "borrar" e "apagar" [*effacer*]. As "formas", "maneiras", são um modo de manifestar esses "borrões" do rastro da Coisa. [N.T.]

que as marcas foram apagadas, pode supor que há alguém na vizinhança. Nessa vontade de apagar seus rastros, podemos localizar o sujeito. Somente um sujeito pode transformar o "rastro" [*trace de pas*] em "nenhum rastro" [*pas de trace*].[11] Esse rastro que se apaga é a própria marca do sujeito.

De fato, o que apaga os rastros da Coisa é o significante. E, dado que aquilo que caracteriza o sujeito é o uso do significante, então, podemos chegar a dizer, como faz Lacan, que "é ele, o sujeito que, ao apagar todos os traços da coisa, faz o significante... O neurótico não sabe, e não sem razão, que é enquanto sujeito que ele fomentou isso: o advento do significante".[12] O neurótico, especialmente o obsessivo, quer apagar esse apagamento [*effacer cet effacement*], quer "que se encontre o que há de real na origem, a saber, aquilo de que tudo isso é signo".[13] O obsessivo não capta ter perdido A Coisa, ele a encurrala em sua paixão quase metafísica pelo significante.

Conheci um obsessivo que hoje poderia dizer que colecionava traços unários. Celebrava de uma forma inapropriada primeiras vezes totalmente inúteis: a primeira vez que pegava o carro depois de ter trocado os pneus, a primeira vez que saía de casa depois que seu filho havia perdido seu primeiro dente etc. Fazia tudo o que podia para ser o primeiro em fazer essas coisas que não eram, de forma alguma, acontecimentos, porém, tinha de ter certeza de ser o primeiro, o número 1, fosse qual fosse seu valor. Sabia que isso não tinha nenhum valor para eventuais outros que não teriam motivo para disputar esse lugar. Isso somente teria valor para ele. Sem

---

11 Lacan, J. (2003a). *O seminário, livro 9: a identificação* (p. 54). Edição do Centro de Estudos Freudianos de Recife. Publicado originalmente em 1961-1962. Edição para circulação interna. Também pode ser encontrado na p. 137: "para transformar o *rastro de passo* [*le trace de pas*] eventualmente em *nenhum rastro* [*pas de trace*].

12 *Op. cit.*, p. 194.

13 *Op. cit.*, p. 194.

dúvida, tratava-se de encontrar o que havia perdido no momento dessa primeiríssima vez que tratamos de captar com Lacan, ou seja, o momento da primeira inscrição do sujeito sob o traço unário. Consolava-se dessa perda venerando o significante, elevando-o à dignidade de A Coisa. Seu principal sintoma era não poder largar nada, não ceder em nada. Custava-lhe muito chegar no horário de suas sessões com o dinheiro para pagar a consulta. Tinha de anotar o número das notas que me dava. Guardar o traço significante do bilhete o consolava pela perda ocasionada pelo dom.

Tratava-se, creio, de continuar sentindo-se *uno*, isto é, *inteiro*, apesar dessa perda, e isso por obra e graça do significante contável: o primeiro, porém, às vezes, também o último. Recordo-me de uma sessão à qual ele havia chegado com muito atraso, explicando-me o complicado percurso que havia se imposto pois teria se convencido: "é a última vez que passo por essa rua com a nota número x no bolso". E, para celebrar esse acontecimento, teve de ir por essa rua em um sentido, caminhando pela calçada no sentido dos números pares e, em seguida, no outro sentido, para honrar igualmente a calçada dos números ímpares. Ao se impor percorrer a rua em um e em outro sentido, havia dobrado o tempo de trajeto para chegar ao meu consultório.

Tanto no caso do número das notas ou dos números pares e ímpares da rua, do primeiro ao último, trata-se sempre de cômputo. O obsessivo passa o tempo contando e, de preferência, conta bobagens. Quer dizer, ele não sabe necessariamente o que conta, mas precisa contar.

Se seguirmos a lógica da privação, compreende-se que esse cômputo deve ser começado novamente, eternamente, pois não pode levar em conta o sujeito, que não é 1, senão -(1). Então, aquilo que o obsessivo tentaria captar no seu cálculo mental é o que é ele, sem poder pegar-se porque cada vez haverá erro de conta.

No que diz respeito a esse paciente que podemos chamar "o colecionador de traços unários", é preciso observar que todos os números da série não lhe interessavam tanto como o primeiro e o último como sua identificação ideal. O primeiro e o último são exceções, não são unidades quaisquer. A identificação ideal descansa num traço de exceção. É um 1 que sai da série, é o primeiro que inaugura a série, mas que continua sendo inimitável, ou é o último que, enquanto tal, não tem imitação. O simbólico está feito de tal modo que implica essas exceções. Em outras palavras, há uma parte de real no simbólico. Nessa junção do simbólico com o real, situa-se o ideal. "O ideal é tudo o que há de real no simbólico e compreende-se que nas origens do pensamento ... isso tenha acarretado a adoração, a prosternação; o 1 era o bem, o belo, o verdadeiro, o ser supremo."[14]

Vocês vão observar que Lacan introduz a noção de ideal neste ponto estrutural que funda o traço unário. Nesse ponto, ele se afasta ligeiramente da doxa freudiana que faz do ideal do eu uma identificação secundária que requer a resolução do complexo de Édipo. Parece-me que para Lacan toda identificação se faz por intermédio do traço unário e pelo fato de abordar a identificação pela lógica, conduzindo-o a considerar a identificação primitiva como origem do ideal do eu.

Assim também, se o simbólico se ordena a partir de um -(1), capta-se de onde vem o misticismo do Um que Lacan localiza "nas origens do pensamento". Tudo parte dessa privação essencial à constituição do simbólico. Com um olhar metafísico, podemos tratar de situar um agente dessa privação. À tradição judaico-cristã não custou muito sugerir que Deus, *Ha Kadosh*, *the Holy One*, como se diz na tradição inglesa da Torá, privou-nos do Éden. A psicanálise não deixou de seguir o exemplo com o *Urvater*, o pai

---

14 *Op. cit.*, pp. 196-197.

da horda que havia privado os filhos de todo gozo. Cada um dos neuróticos pode queixar-se de um pai imaginário que lhe fez tanto mal. Porém, fundamentalmente, não há ninguém na origem dessa privação que é um efeito do real no simbólico.

Segunda conferência: 5 de dezembro de 2014

Em nosso primeiro encontro, tratei de lhes mostrar que, quando o ser falante se identifica, quer dizer, quando aceita que seu ser seja representado por um significante diante do Outro, perde algo, pois a operação simbólica implica numa privação. Lembrem o assunto da mama, que primeiro é preciso observar que pode faltar em alguns seres para que, em seguida, se possa fazer dela o significante que identifica os mamíferos.

Eu poderia ter tomado outro caminho para fazê-los captar isso. Suponham que em sua biblioteca vocês tenham toda uma série de livros. Se vocês não os ordenam, quer dizer, se não os colocam numa ordem simbólica, vai custar muito saber se estão todos lá e, no caso de faltar alguns, não poderão ser identificados. Em lugar disso, numa estante ordenada, na qual se alinham os volumes I, II, III, IV de qualquer enciclopédia, se temos o volume III e imediatamente o volume V, pode indicar ao bibliotecário que o volume IV não está em seu lugar.

Se forem ao Littré[1] buscar o termo *identité* [identidade], verão que ele se refere ao campo da justiça e da polícia. A identidade é o reconhecimento de uma pessoa em estado de detenção provisória, de um prisioneiro evadido, de um morto. As questões de identidade são aquelas em que se propõe determinar se um indivíduo é aquele que pretende ser, como quando alguém ausente reaparece e reclama seus direitos de família. Daí deriva a definição corrente de identidade no sentido de identificação das pessoas.

Insisto nesse ponto de estrutura – que não é fácil de captar – para que retenham que a identificação primitiva – a que fixa o ser do sujeito sob um primeiro significante, o famoso traço unário – implica numa ausência, numa privação, num apagamento.

O que eu gostaria de acrescentar agora é que essa operação implica em outro apagamento, o apagamento do olhar como objeto real.

Lembrem-se de que no momento em que a criança recebe o signo daquilo que deve ser para ser amável, percebe também o olhar do Outro. E esse olhar do outro desaparece como olhar real em benefício da significação que adquire pelo fato desse acontecimento do significante real.

Quando refletimos sobre os fracassos dessa identificação primitiva – que se observa especialmente no autismo primário de Kanner –, vemos que, se o autista afasta o olhar, se evita enfrentar-se com o olhar do outro, é porque está confrontado com o olhar como um objeto real e não como um signo do Outro.

Em outras palavras, essa identificação primitiva somente pode ser captada quando falha; quando funciona, não a percebemos. Porém, se por uma razão ou outra, esse signo não chega, o sujeito

---

1 Dicionário clássico da língua francesa, muito citado por Lacan e de grande prestígio na França.

não pode apagar esse objeto nem tem outra solução a não ser fugir desse encontro. O que se observa de modo concomitante nesse sujeito que evita o olhar é que também não responde à chamada de seu nome. Em outras palavras, não se identifica com o significante que o representa no Outro.

Um jovem autista, que atendi durante muitos anos, tapava as orelhas quando era chamado e era impossível cruzar-se com seu olhar. Acontece que volto a vê-lo trinta anos mais tarde. Vem acompanhado pela equipe educacional de sua instituição e abaixa os olhos numa mímica que poderia parecer um extremo pudor. Alguém poderia atribuir a ele um extremo pudor se se imaginasse em seu lugar, isto é, caso se identificasse com ele nesse momento em que os educadores falam da sua intimidade porque ele não fala. Porém, esse gênero de empatia é inútil, é o beco sem saída que não se deve entrar se alguém quer orientar-se sobre o que ocorre com esse tipo de paciente. Para sofrer ou mesmo para gozar do fato de que se fale dele, ainda faltaria que tivesse a ideia de que é dele que se fala. Quer dizer, que ele aceitasse identificar-se com um significante que o representasse diante do Outro. Isso é precisamente o que não funciona com a criança autista.

Recentemente, recolhi outro testemunho que mostra claramente a estreita relação entre olhar e significante ideal.

Trata-se de uma jovem que sofre de violentas crises depressivas que a levam a buscar refúgio no hospital psiquiátrico para proteger-se de suas tendências suicidas. Quando a escutamos, ela confia que o que a desespera é uma voz que ouve e lhe ordena fazer dano a si. Essas crises começaram com a morte de sua avó materna, que sempre tinha sido um refúgio para ela, pois, ao contrário de sua mãe, que não se ocupava dela – somente tinha olhos para a filha mais velha –, a avó se encarregou da menina. A morte da avó é, assim, uma catástrofe da qual a paciente não se recuperou. Não quis acreditar nessa morte, permanecendo persuadida de que a avó continua viva e que um dia qualquer vai reaparecer.

Essa impossibilidade de assumir a ausência em razão da morte da avó é reveladora da estrutura psicótica dessa pessoa que confia com gosto que por momentos vê e ouve a avó em questão. Porém, o que me surpreendeu em seu testemunho é que o mais insuportável para ela é um fenômeno visual que ela chama de bola preta. Em alguns momentos, percebe uma bolinha preta em seu campo de visão que a obriga a segui-la com os olhos, não permitindo que olhe para outra parte. A bola preta não tem nenhum sentido, porém, captura seu olhar e a impede de estar presente no mundo. A única significação que encontra para esse fenômeno é que a bola preta dirige seu olhar e a obriga a segui-la. É muito provável que essa bola preta represente esse olhar real que não ficou apagado nela, olhar que a fixa numa posição de objeto totalmente depreciado que não tem nada melhor a fazer a não ser desaparecer, bater asas,[2] como a voz lhe dá a entender; esse ponto preto que tampona seu horizonte, esse olhar que a aspira para a morte.

Muito precocemente, algo não funcionou entre esse sujeito e seu Outro. Quando pequena, não conseguiu encontrar o ponto desde o qual poderia se sentir reconhecida como amável pelo Outro, então se desvaloriza e vive como um dejeto que deve ser eliminado. O contraponto a essa problemática é que ela está às custas de um mau-olhado que a persegue e que a atrai para o nada.

Se os brindei com essas duas vinhetas clínicas é porque me permitem introduzir o que quero apresentar-lhes hoje.

A identificação em sua forma primitiva fixa o sujeito em uma primeira representação para o Outro que lhe dá um valor ideal.

---

2 *"Débarrasser le plancher"*, do francês, ou *"ahuecar el ala"*, do espanhol, equivale a "se mandar". [N.T.]

É o Ideal do eu que em nossa álgebra se escreve como S_1. Porém, esse significante, como todo significante, somente adquire seu sentido ao articular-se com outro significante no Outro: S_2. Logo, o traço unário é o S_1, porém articulado com S_2. O S_1 sozinho não basta para dar a si uma identidade. É verdade que em nossas línguas latinas podemos dizer: *me chamo*. Mas isso é uma estupidez que deriva de um barbarismo com relação à língua latina em que a identidade – estou bem situado para saber disso – declina-se em forma passiva: *"nominor"*, sou nomeado, sou chamado. Então, "me chamo" é uma estupidez que os anglófonos não cometem, pois dizem *"I am called"* ou *"my name is"*.

Não se esqueçam disto: o significante que os identifica é um significante que só vale por estar articulado com outro significante que está no Outro e que dá seu sentido.

$$\frac{S_1}{\$} \longrightarrow \frac{S_2}{a}$$

Nesse discurso, no nível superior, há uma articulação que fabrica sentido. É o sentido decifrável da identificação ao traço unário, porém, isso somente se torna possível pelos dois elementos da parte de baixo: de um lado, o sujeito barrado, o sujeito que se apaga, como vimos; de outro lado, o objeto a, causa de desejo, a coisa [*truc*] que os define, mas em geral as pessoas não reivindicam quando querem ser reconhecidas.

Essa inscrição falha no autismo, porque nele – no autista – nada se apagou em sua própria definição e em sua apresentação clínica. O autista é aquele que não se identifica com seu traço unário, que não responde ao apelo. É o único que chama a si mesmo,

40 SEGUNDA CONFERÊNCIA: 5 DE DEZEMBRO DE 2014

no verdadeiro sentido do termo. Para a melancolia, temos um pouco do mesmo. O sujeito melancólico não se identifica ao ideal, em lugar dele se submete ao mau-olhado e ao vozeirão que lhe intimam com a ordem de desaparecer.

Em contrapartida, essa inscrição funciona muito bem na neurose e percebe-se que assim a identificação veste com significante aquilo que é a verdadeira identidade do sujeito, aquela que o divide, a que o analisante deveria captar depois de ter decifrado o sentido de suas identificações. Essa verdadeira identidade é a que coloca em paralelo sua falta a ser – $ –, quer dizer, seu inconsciente, e esse objeto que causa seu desejo e cujo rastro ele se esforça por apagar, o que o caracteriza em seus borrões/apagamentos [*effaçons*].[3] Se o sujeito facilmente se reconhece em suas identificações, que são borrões [*effaçons*], graças aos quais pode passar-se por outro, inclusive tomar a si próprio por outro, em troca custa muito a encontrar-se[4] em sua identidade.

Definitivamente, o percurso de uma análise consiste em se decifrar o sentido de suas identificações, fazer o balanço da influência que tiveram os significantes do Outro sem que se tenha percebido, porém, mais adiante, a análise pode conduzir um analisante a se descobrir como é além de seus borrões [*effaçons*].

A identificação, quer dizer, o processo mediante ao qual alguém constrói sua identidade, é um assunto de discurso. O que eu lhes escrevi na lousa é a estrutura de um discurso essencial, de um discurso fundador que nós, psicanalistas lacanianos, chamamos discurso do mestre.

Vou me deter um instante nessa estrutura de discurso que é uma invenção lacaniana, na minha opinião, uma invenção

---

3 Ver nota 10 da primeira conferência, página 30. [N.T.]
4 Em francês "*s'hiretrouver*", significa orientar-se, reencontrar-se. [N.T.]

essencial. Lacan inventou isso nos anos 1970, época em que pessoas como Deleuze, Barthes, Foucault isolavam essa categoria de discurso. Sem dúvida, não foi por casualidade que justamente depois do formidável barulho de 1968, que incomodou o discurso do mestre, se tenha descoberto o que é um discurso. Deve-se dizer que, quando um está tomado por um discurso, não se dá conta disso. Para dar-se conta é necessário mudar de discurso. Um discurso só se interpreta a partir de uma mudança de discurso.

Um discurso é uma ordenação de lugares entre um que fala e se dirige a outro para dizer-lhe algo, em geral, para fazer que esse outro faça algo, para colocá-lo para trabalhar, fazer que produza algo. Seu protótipo é o discurso do mestre que ordena o mundo, que diz o que se deve fazer e o que não se deve fazer, do que se pode gozar e do que não se pode gozar. Durante muito tempo, o discurso do mestre foi veiculado pela religião, depois pela medicina, pela ciência, pela educação.

A estrutura desse discurso está fundada na dialética hegeliana do senhor e do escravo. O senhor que busca ser reconhecido em seu desejo de ser o senhor põe o escravo para trabalhar e produzir o objeto de seu gozo. Há, portanto, dois lugares: o daquele que soube renunciar o gozo imediato – o senhor – e o daquele que preferiu gozar da vida e cujo lugar está marcado pelo gozo. O corpo do escravo representa o objeto do gozo do senhor.

Esses dois lugares são escritos: $S_1 \rightarrow S_2$. São significantes e aquilo que está na origem dessa orientação se escreve na parte de baixo. De um lado, privação de gozo, S_1 e, de outro, produção de gozo, um mais-de-gozar, a.

Essa fórmula não deve ser confundida com uma fórmula matemática. Não são frações, mas uma relação entre significante e significado, no sentido de Saussure. No nível superior, há dois significantes que se articulam um com o outro e, na parte debaixo, o que se supõe que significam.

Para se captar a estrutura de discurso, Lacan utilizou uma metáfora que encontrou em Leonardo da Vinci, em seu tratado sobre a pintura. O discurso é como uma parede em que aparecem signos que ganham sentido, mas se esse sentido prazeroso aparece, esconde o salitre, a sujeira, o desgaste do tempo que existe por baixo.

Semblante	Gozo
Verdade	Mais-de-gozar

Cada discurso se caracteriza pelo semblante que o inicia. No discurso do mestre, é o significante que está no lugar do semblante. Quer dizer, não é o mestre como sujeito que é o agente desse discurso, é o significante que o representa, quer dizer, um semblante. Isso tem uma incidência na vida social: que o mestre não se toma por um mestre. Ele sabe melhor que ninguém que aquilo que o representa diante dos outros é um semblante. Quando o mestre se toma pelo que o tomam os outros, quando se crê o mestre, sai fora dos trilhos.

De fato, todo discurso se inicia com a articulação de um semblante, isto é, algo que se apresenta em lugar da verdade porque o ponto de partida de todo discurso é a verdade que se procura dizer, acontece que não se pode dizer toda verdade, somente se pode dizer pela metade. Então, o semblante é utilizado para representar a verdade.

Não se deve equivocar-se com isso, não se deve crer que o semblante seja o contrário da verdade. Para nós que falamos, que utilizamos o discurso para nos representar e dirigir aos outros, o semblante é o correlato da verdade. Por isso, não devemos descuidar dos semblantes, é preciso respeitá-los.

Se existe um terreno onde os semblantes representam a fundo sua função, é o terreno da sexuação, quer dizer, a forma que têm os humanos de repartir-se entre homens e mulheres para abordar o encontro sexual. A sexuação nada tem a ver com a repartição dos sexos no planeta, isso que chamam *sex-ratio*. Trata-se de um verdadeiro mistério. Como a natureza regula isso para fazer que nasçam aproximadamente tanto homens como mulheres? É um real. A sexuação é outra coisa. Ela é o modo como cada um elege sua identidade de gênero. E a identidade de gênero não é necessariamente equivalente à identidade sexual reconhecida quando nasce um indivíduo.

A identidade de gênero é, por excelência, um semblante.

"Para o menino, na idade adulta, trata-se de parecer-homem ... dar sinal à menina de que se o é."[5]

Nesse nível, o comportamento humano é bastante comparável ao dos animais, nos quais se observa o cortejo que precede a copulação. Neles, o macho dá sinais à fêmea de sua identidade de macho, mas também de suas intenções. O comportamento humano é bastante parecido, com a diferença de que o cortejo não se situa somente no âmbito da imagem, mas também e, principalmente, no do discurso.

Com relação ao discurso, o semblante se articula para o gozo, não qualquer gozo: o gozo do sentido. "Gozo e semblante se equivalem numa dimensão de discurso."[6] Aqui é preciso distinguir,

---

5 Lacan, J. (2016). *O seminário, livro 18: de um discurso que não fosse semblante* (p. 31). Rio de Janeiro: Zahar. Publicado originalmente em 1971.
6 *Op. cit.*, p. 34.

ainda que não seja fácil, o gozo do sentido do mais-de-gozar produzido pelo discurso, porém que permanece negligenciado.

Evidentemente, é no âmbito do discurso, do discurso amoroso precisamente, que aquele que porta as insígnias faz signo à menina e a menina responderá a ele ou não, conforme acredite nele ou não. O problema com o discurso do amor é que, ainda que o amor seja um sentimento necessariamente recíproco, o discurso em si mesmo não é simétrico. É isso que leva Lacan a dizer "não há relação sexual". Isso não quer dizer que não haja ato sexual, quer dizer que é algo que não se pode colocar em forma de razão, que não se pode escrever.

Se me acompanham desde que comecei este curso, talvez se recordem de *Um drama bem parisiense*, de Alphonse Allais,[7] ao qual já fiz alusão. É sobre aqueles que passam todo tempo em disputas domésticas e se encontram mediante convites anônimos num mesmo baile de máscaras e, então, quando tiram as máscaras, não era ela nem tampouco era ele. Esse conto de Alphonse Allais é a melhor forma de ilustrar que na relação amorosa cada um leva uma máscara e somente se ama seu par porque o tomamos por outro que ele não é. Frequentemente, escutamos essa queixa, principalmente por parte das mulheres: "gostaria que ele me amasse pelo que sou". Porém, não se ama a ninguém pelo que é. A verdade do ser não tem nenhuma razão para ser amável.

Em outras palavras, aquilo que reúne os seres no encontro sexual não é a verdade de cada um, mas um semblante e, inclusive, curiosamente, um mesmo e único semblante, já que desde Freud sabemos que no âmbito do inconsciente somente dispomos de um único significante: o falo. Alguém tem ou não tem o falo. E pode fazer signo do que é.

---

7   Allais, A. (1994). Un drama muy parisino. *Angélica*, (6), 139-150.

Isso está escrito com todas as letras no texto de Freud "A organização genital infantil": "A principal característica dessa 'organização genital infantil'... Consiste no fato de que, para ambos os sexos, apenas um genital, o masculino, entra em consideração. Não há, portanto, uma primazia genital, mas uma primazia do *falo*".[8] É a famosa fase fálica que diz respeito tanto ao menino como à menina, ao menos até certa época.

Lacan, seguindo Freud, nos diz outra coisa: "para os homens, a menina é o falo e é isso que os castra. Para as mulheres, o menino é a mesma coisa, o falo, e ele é também o que as castra".[9]

Esta frase de Lacan está construída com cuidado. *Para os homens, a mulher é o falo*. Subentende-se que os homens rivalizam entre eles para ter a mulher. Aquele que a tiver se valerá disso principalmente para privar os outros dela. Ocorre o mesmo com *as mulheres*, que rivalizam para ter *o homem*. De fato, trata-se de ter o valor fálico para medir-se com os outros.

O que existe para ser enfatizado é que o fato de ter obtido a palma, ter a mulher ou o homem do qual se priva os outros, não assegura a felicidade, pode ser o começo dos problemas. Porque a mulher ou o homem em questão não são necessariamente um presente, não é certo que se possa gozar dele. Se considerarmos as coisas desse ângulo, vamos ver claramente que gozo e semblante somente são equivalentes com relação ao discurso.

Porque o que ocorre com um homem que se veste com esse semblante e com uma mulher com a qual ele se encontra – bem para gozar ou bem para fazê-la gozar, ou os dois – é outra coisa. A mulher representa para o homem uma prova de verdade. Ela

---

8 Freud, S. (2011c). A organização genital infantil. In S. Freud, *Obras completas* (Vol. 16, p. 171, P. C. de Souza, trad.). São Paulo: Companhia das Letras. Publicado originalmente em 1923.

9 Lacan, J. (2016), *op. cit.*, p. 33.

verifica, mas nem sempre é o caso, se gozo e semblante se equivalem. Em todo caso, isso faz da mulher a verdade do homem. Em outros termos, isso predispõe uma mulher a ser sintoma para seu parceiro. "Para ter a verdade de um homem seria bom saber quem é sua mulher."[10]

Para se avaliar um homem, não há nada melhor do que avaliar sua mulher. "Quando se trata de uma mulher, não é a mesma coisa, porque a mulher tem uma enorme liberdade com o semblante. Consegue dar peso até a um homem que não tem nenhum."[11]

Tranquilamente, nós poderíamos nos estender nessa relação dissimétrica dos sexos com o falo. O importante é considerar que não há por um lado os que têm e, por outro, os que não têm. Aqui é o lugar onde a distinção entre sexo e gênero seria pertinente.

Podemos captar melhor como funciona o falo quando o consideramos como uma função. Uma função proposicional, no sentido do lógico Frege.

Para Frege, uma função é uma proposição à qual se infringiu certa amputação.

Se digo *César conquistou as Gálias*, essa é uma proposição que denota algo verdadeiro. Agora, se amputo o início da proposição, (...) *conquistou as Gálias,* criei uma função. E vou examinar tudo o que poderia ser posto nos parênteses e ver o que vem como resultado, quer dizer, uma proposição verdadeira ou falsa. O que pode preencher os parênteses se chama "argumento" e pode ser escrito com uma letra minúscula: um "x", por exemplo. Verão em seguida que nem todo "x" pode fazer da função uma proposição verdadeira.

---

10 *Op. cit.*, p. 34.
11 *Op. cit.*, p. 34.

Pois bem, desde então vocês têm de que considerar o falo como uma função.

Não é muito difícil conceber isso se seguimos o modelo de Frege: uma função supõe um enunciado que implica numa parte não saturada (um vazio): quanto ao falo, esse lugar vazio é aquele que seria conveniente à repartição do gozo sexual entre dois seres. É algo que não se escreve no simbólico.

Para nós, seres falantes, a relação sexual é uma pergunta e a função fálica, f, é o aparato com o qual cada um trata de dar conta dessa pergunta. Cada um deve inscrever-se como argumento dessa função e é dessa forma que faz signo para um *partenaire* [parceiro]. Porém, deve-se ver claramente que um não se inscreve com seu ser, mas com um significante que o representa, que o identifica. Se todos, homens e mulheres, podem entrar como argumento nessa função, cada um entra à sua maneira, conforme sua eleição de gozo. Definitivamente, a função fálica não deve ser considerada como aquilo que permitiria a um homem emparelhar-se com uma mulher e vice-versa, mas antes como aquilo que permite a cada um se arranjar com seu gozo. Compreende-se melhor a coisa quando se define fx como a função de castração. A castração implica que quanto ao gozo sexual cada um, homem ou mulher, tem de se virar com o falo.

Se a função é única, em vez disso, a forma como cada um cumpre a função é particular e com o que cada um, sem se dar conta, faz signo para o outro do semblante com que se reveste.

Considerar o falo como uma função significante nos permite precisar que se trata do símbolo do gozo sexual, que remete à representação do membro viril usado como emblema da fecundidade da natureza nas festas de certas divindades gregas. O termo falo deriva de *omfalos*, quer dizer, o centro do mundo, na mitologia grega. Assim, não se deve confundir o falo com o órgão, com o pênis.

48 SEGUNDA CONFERÊNCIA: 5 DE DEZEMBRO DE 2014

É certo que por ocasião do nascimento – e, agora, muito antes mesmo, pois graças à fotografia chegamos a visualizar a presença do órgão genital masculino desde a duodécima semana de gravidez – se identifica os meninos e as meninas pela presença ou ausência do pênis. É o real anatômico do sexo que preside o destino que se traça, então, para o menino que vai nascer ou que acaba de nascer. Designa-se menino ou menina. Porém, sabe-se que alguns sujeitos não se deixam situar facilmente nessa classificação que a anatomia lhes prescreve. Sabemos também que alguns, bastante raros, apresentam órgãos sexuais cujo aspecto exterior pode confundir.

Deve-se saber um pouco de embriologia para se compreender como é possível se produzir o hermafroditismo. O desenvolvimento *in utero* do aparelho genital externo é comum no início tanto para o menino como para a menina. Porém, ali onde o desenvolvimento do órgão feminino se detém com a formação do clitóris por debaixo da uretra e dos grandes lábios, o aparato masculino continua seu desenvolvimento: nos grandes lábios se formam os testículos. Os lábios se soldam para formar o escroto e o clitóris se alarga, englobando a uretra que desemboca na extremidade do pênis.

Compreende-se, dessa forma, todas as malformações que podem constituir o hermafroditismo e que correspondem a uma parada patológica no desenvolvimento do órgão genital. Assim, um bebê pode ser declarado menina e, no momento da puberdade, perceber-se que o desenvolvimento dos caracteres sexuais secundários não se faz no sentido da feminilidade, podendo mesmo aparecer os caracteres sexuais masculinos. Isso cria grandes alterações relacionadas à identidade sexual.

Temos um exemplo famoso com o caso de Adélaïde Herculine Barbin, a quem Foucault deu grande importância erigindo-a como monumento para pessoas intersexuadas, mártires do discurso do mestre. De fato, quando alguém lê as memórias de Herculine

Barbin se dá conta de que isso não é de todo exato. Herculine, que escreveu com o nome de Camille, deixou suas memórias, que foram encontradas ao lado de seu cadáver depois de seu suicídio. Tive de ler várias vezes o texto para ter ideia da posição subjetiva desse sujeito. A primeira metade do texto está escrita no feminino, e a segunda, no masculino.

Trata-se do relato de uma jovem um pouco particular, que se sabe confusamente diferente de seus congêneres nos diferentes internatos que frequentou. No momento da puberdade, não vê chegar sua menarca, porém, sente emoções que a deixam perplexa frente "aos rostos frescos e encantadores" de suas colegas. No momento em que entra na Escola Normal, encontra-se no meio de encantadoras jovenzinhas, e é então que escreve:

> *Algo instintivo se revelava em mim que parecia me proibir a entrada neste santuário de virgindade. Um sentimento que dominava em mim, o amor pelo estudo, veio transformar em diversão a bizarra perplexidade que havia se apoderado de todo meu ser.*[12]

Sua aplicação ao estudo e, portanto, a tentativa de responder à demanda do Outro, tornaram-na uma aluna notável. Ela tem êxito em todas as etapas de seus estudos, o que a leva a exercer a função de instrutora adjunta em um pensionato de moças regido por religiosas. Ali se encontra com uma jovem, filha da diretora do estabelecimento, por quem se enamora. Não é uma relação platônica. O encontro é sexual e, a partir desse preciso momento, a escrita de suas memórias passa para o masculino. É a única coisa da qual podemos estar seguros lendo esse texto. Quer dizer que

---

12 Foucault, M. (2014). *Herculine Barbin dite Alexine B*. Paris: Gallimard. Série Connaissances.

50 · SEGUNDA CONFERÊNCIA: 5 DE DEZEMBRO DE 2014

esse sujeito inscrito por erro com a identidade sexual *mulher* se assume como homem ao fazer de uma jovem seu objeto. Isso parece assinalado por Lacan que afirma que *homem* e *mulher* são posições nos discursos. Aqui é onde a distinção sexo e gênero se faz pertinente. Nesses casos, o hermafroditismo se impõe. Essa pessoa foi reconhecida como do sexo feminino, porém, num momento dado, o erro sobre sua anatomia se revela por se comportar como um sujeito do sexo masculino.

Os dois registros, de sexo e gênero, não se separam completamente. Seria uma facilidade de discurso, porém, um erro grosseiro. Com efeito, Herculine começa a se identificar como do gênero masculino pela maturação de suas próprias glândulas suprarrenais que, sem dúvida, segregam abundante testosterona. Além disso, um dia teve de chamar seu médico de cabeceira porque um de seus testículos, alojado em seu escroto bífido que havia sido entendido como grandes lábios, ficou bloqueado no anel inguinal. O médico descobre então, de forma não previsível, que a moça é um moço.

Podemos dizer que a medicina e a justiça forçaram Herculine a se declarar homem e modificar seu registro civil? Essa é a tese de Foucault, porém, não é flagrante se lemos bem o texto. Antes da consulta médica, que foi decisiva, Herculine, depois de sua primeira relação sexual com Sara, confia em dois padres: o primeiro se horroriza e a injuria. Vai, então, ver um segundo que a escuta, se cala, suspende sua resposta e diz que volte dois dias mais tarde para dar-lhe sua opinião.

A opinião é a seguinte: desde logo, você pode reivindicar ser reconhecido como um homem, porém, isso não será sensato pois criará muito escândalo. "Retire-se do mundo e entre para a religião, porém, guarde-se bem para não voltar a fazer a confissão que me fez: um convento de mulheres não a admitiria. Esta medida é a única que lhe proponho e creia-me: aceite."

Herculine não seguiu os conselhos do padre. Preferiu esperar e ver o que aconteceria. Depois da consulta médica, muito atormentada – não pelo que soube, já que o médico não lhe contara nada que ela já não soubesse –, mas atormentada pelo fato da suposição de que pudesse perder o objeto de seu amor, vai então consultar a mais alta autoridade religiosa que conhece: o bispo de Saintes. Este a escuta e a aconselha a ir consultar um especialista; contando com as conclusões do especialista, acompanha Herculine em seu caminho de retificação de seu registro civil. Herculine se converte em Abel. Encontram para ele um emprego nas estradas de ferro de Paris, porém, isso não lhe convém. Foi perdida a estima que Herculine tinha, bem como seu reconhecimento social. Perdeu Sara. Perdeu seu entorno e seus amigos. Trata de fugir do mundo embarcando como empregado de camarote em um transatlântico, porém, na véspera do embarque, comete suicídio.

É curioso que, quando alguém fecha esse livro, o relato de Barbin intitulado *minhas recordações*, pensa nela e não nele. Perguntei a mim mesmo por quê.

Talvez isso se deva à apresentação feita pelo doutor Tardieu, retomada por Foucault com o título *Herculine Barbin chamada Alexine B.* O título não é anódino, fixa o autor sob o gênero feminino. Embora o Barbin que escreve *minhas recordações* não escreva no feminino, mas no masculino e se intitule Camille. Porém, o que se retém é o nome Herculine. Quer dizer que o sujeito fica alienado ao significante mestre que lhe vem do Outro. Abel é o nome que esse sujeito elege, mas não suportou por muito tempo viver com ele. Esse sujeito, educado num meio muito religioso, não poderia deixar de saber que Deus permitiu que o doce Abel fosse sacrificado por seu irmão Caim. O peso do significante é implacável. Ninguém se desaliena facilmente do Outro.

No fundo, toda essa história de Herculine Barbin é uma completa tragédia grega: *Herculine ou a maldição* [*malediction*][13] *do sexo*. Vemos aqui um sujeito frente a um destino tecido pelos deuses (figura do Outro). Temos aqui um herói que os deuses quiseram pôr à prova impondo-lhe viver sob uma identidade que não correspondia ao real de seu sexo. Estava, pois, condenado a aceitar esse semblante. O destino o conduz a uma tensão insuportável entre as pulsões provenientes de sua natureza humana e o ideal que acreditava dever representar para ser amado pelos deuses. Trata de conseguir isso denunciando o semblante que o identificava, porém, isso o desaliena do Outro e acaba na solidão tal qual Édipo em Colona.

Não é por acaso que penso em Édipo. Porque, não se esqueçam, o pecado de Édipo é essencialmente ter triunfado sobre a esfinge. Édipo triunfou sobre o monstro, garantidor da verdade que propunha enigmas na entrada de Tebas. Nesse contexto, Édipo quis saber a verdade sobre o mal que assolava a cidade. Essa verdade se voltou contra ele: se a cidade sofre, é porque expia o pecado de seu rei que, sem saber, se deita com sua mãe depois de ter matado seu pai.

Herculine pensou que podia libertar-se da divisão que a carcomia, mostrando o Abel que se escondia com a máscara de Herculine, quando ninguém a obrigava, nem seu médico de cabeceira que guardou segredo nem o sábio confessor que a aconselhou a preservar o semblante.

Herculine, totalmente ao contrário, para denunciar o semblante que a inscrevera em um discurso, fez surgir a verdade chamada Abel, que acabou fora do discurso. Justo retorno das coisas são os escritos *minhas recordações*, encontrados junto ao cadáver de Abel,

---

13 O termo *malediction*, em francês, usado por Lacan a respeito do sexo, contém de modo muito explícito a ideia de uma "má" "dicção" – um defeito no dizer –, que não é tão evidente no português "maldição". [N.T.]

que permitem a Herculine encontrar de novo, a título póstumo, seu lugar no discurso. Por isso que, ao fechar o livro, é nela em quem se pensa.

O caso desse sujeito, que a medicina poderia classificar como pseudo-hermafroditismo, é interessante porque mostra que sexo e gênero não têm por que se sobrepor. Em grandes traços, podemos dizer que o sexo é um real não apenas por sua anatomia, sob a dependência de um capital cromossômico, como também pelos fenômenos hormonais que se atribui a ele. O gênero, ao contrário, é de ordem simbólica, é um produto de discurso. É o Outro que os reconhece como masculino ou feminino. Foram queridos, esperados como menino ou como menina. Foram nomeados em consequência disso. Porém, é também o outro, seu parceiro, quem os toma por homem ou mulher.

Alguns autores, especialmente um chamado Stoller, evocaram *uma identidade de gênero* que nem sempre coincide com a pura identidade sexual, porém, esclarecendo que essa identidade de gênero não é puro produto de discurso.

Segundo esses autores, o núcleo da identidade de gênero provém de três fontes:

- a anatomia e a fisiologia dos órgãos genitais;

- a atitude dos pais, dos próximos e dos iguais, com relação ao papel sexual da criança;

- uma força biológica que pode modificar mais ou menos as forças do entorno.

Stoller defende sua tese com certo número de casos clínicos. Dá o exemplo de dois meninos que nasceram sem pênis, com um genótipo masculino XY e para os quais a identidade do gênero masculino nunca se questionou. Daí a conclusão, um pouco problemática, porém *a priori* irrefutável, de que a presença do pênis não é necessária para a identidade do gênero masculino.

Stoller cita também o caso de um menino declarado menina no nascimento, educado segundo o desejo de uma mãe que queria, na verdade, uma menina. Apesar disso, a pequena se comportava como se estivesse persuadida de que deveria ter sido um menino. Todos os efeitos da educação que deveriam ter sido determinantes no estabelecimento de sua identidade de gênero não haviam conseguido diminuir a convicção de ser menino. Um exame físico na puberdade acabou revelando que esse menino era um macho com um micropênis, um escroto bífido e testículos com criptorquidia.[14]

Portanto, o menino tinha razão de acreditar-se do gênero masculino, apesar das aparências e de todas as pressões sociais que lhe pediam para se comportar como uma menina. Em outras palavras, as forças biológicas hormonais foram decisivas na construção da identidade de gênero desse menino.

Devemos ter cuidado em não chegar a uma conclusão rápida sobre a primazia dos hormônios, pois sua ação na sexualidade é evidentemente mais complexa. O hormônio tipicamente masculino é a testosterona; os hormônios tipicamente femininos são os estrógenos. A libido depende da testosterona tanto no homem como na mulher. A libido nela não depende dos estrógenos, mas sim de pequenas doses de testosterona segregada pelas suprarrenais. A oblação das suprarrenais numa mulher destrói sua libido. Caso se administre testosterona em uma mulher, isso não a faz ter uma libido masculina, mas aumenta seu desejo sexual. Finalmente, se administramos testosterona em homossexuais afeminados, não ficam menos afeminados, mas seu desejo homossexual aumenta.

---

14 Criptorquidia: ausência aparente de testículo. [N.T.]

A identidade sexual, ou mais exatamente, a identidade de gênero, *the gender identity* – como dizem nossos colegas anglo-saxões –, é, portanto, um processo complexo que resulta pelo menos de três fatores: uma constituição anatômica que afeta a imagem do corpo, a captura em um discurso familiar e social e, finalmente, um real hormonal. Seria prudente assinalar que nenhum desses três fatores tem por natureza a primazia sobre os outros dois. Dizer que em matéria de sexualidade tudo é assunto de discurso e, desse modo, de educação é uma estupidez. Porém, replicar que tudo é assunto de hormônios não é mais brilhante. Ao contrário, seria mais inteligente considerar que, por natureza, nenhum desses três fatores tem a primazia sobre os outros dois; cabe definitivamente ao próprio sujeito extrair a consequência e dar a primazia a um desses fatores, isto é, eleger seu gênero com conhecimento de causa. Por isso, a psicanálise pode sustentar que é o sujeito que faz a eleição de seu sexo.

Terceira conferência: 9 de janeiro de 2015

Hoje, para esta primeira sessão de 2015, a título de estreia, pensei em iniciá-los na lógica dos discursos de Lacan. Parece-me que, se me seguem há certo tempo, deveriam estar maduros para entender algo disso. Desde o primeiro ano deste curso e também no ano passado, tive a necessidade de fazer referência à dialética hegeliana do senhor e do escravo, que já não deveria ter segredos para vocês. Já lhes disse como Lacan se serviu disso para estruturar o que chamou de *discurso do mestre*, que é, de alguma forma, a matriz de todo discurso.

Um discurso funda um laço social, é sua função e também sua definição. Esse laço social entre dois indivíduos está condicionado pela estrutura da linguagem que faz que um significante represente um sujeito para outro significante. Para que haja laço social, é necessário que haja esse princípio de base que é a identificação: que cada um seja identificado pelo outro que o reconhece.

Isso é o que Hegel havia compreendido perfeitamente com relação ao desejo do senhor: para ser reconhecido nesse desejo, é preciso um escravo – um que se supõe que não quis o mesmo – no

58 TERCEIRA CONFERÊNCIA: 9 DE JANEIRO DE 2015

campo de batalha. Senão, se este último tivesse querido a mesma coisa, teria se batido até a morte e o vencedor não teria recebido grande coisa nesse registro do reconhecimento ao ser reconhecido por um morto.

Então, um discurso funda um laço social, o que supõe certo arranjo com relação ao gozo. Se ambos reivindicam o mesmo gozo, a coisa não pode ir bem, o laço social se rompe. É a guerra.

Enfim, talvez eu tenha dito tudo isso demasiadamente rápido. Por acaso a guerra significa forçosamente a ruptura do laço social, quer dizer, a ruptura do discurso? Pensando bem, não creio nisso. Em qualquer caso, na guerra tradicional o discurso é respeitado. Voltei a ler a *Arte da guerra*, de Sun Tzu, e posso lhes assegurar que na guerra há discurso, há semblante e, inclusive, este é um princípio elementar:

> *Toda campanha militar repousa na dissimulação. Finge desordem. Jamais deixes de oferecer um engodo ao inimigo para ludibriá-lo. Simula inferioridade para encorajar sua arrogância. Atiça sua raiva para melhor mergulhá-lo na confusão. Sua cobiça o arremeterá contra ti e, então, ele se estilhaçará.*[1]

Em *A arte da guerra*, de Sun Tzu, há um princípio essencial no qual Napoleão Bonaparte se inspirou e que me parece de uma notável sabedoria. Sun Tzu disse: "deve-se deixar uma saída para o inimigo sitiado. Não deixem um inimigo encurralado... os animais selvagens, quando encurralados, batem-se com a coragem

---

1 Sun Tzu (2006). Da avaliação. In Sun Tzu, *A arte da guerra* (S. B. Cassal, trad). Porto Alegre: L&PM. Traduzido do chinês para o francês por Padre Amiot em 1772, p. 14.

do desespero".[2] Contam que um exército perseguia seus inimigos que fugiam em direção a um desfiladeiro estreito, e os soldados tinham pressa para pegá-los. Então, um disse: "Temos a vantagem da perseguição, porém avançamos lentamente". Então o chefe do exército respondeu: "Estão numa situação desesperada. Não posso pisar em seus calcanhares. Se os persigo com moderação, eles se vão sem voltar a cabeça, se os encurralo com demasiada pressa, eles se voltarão contra nós e vão se bater até a morte". Todos os generais ficaram maravilhados.

É verdade que existe algo nessa história que nos deixa pasmos. É que nos encontramos com um mestre na arte da guerra, quer dizer, com alguém que sabe dominar seus instintos e que não perde de vista seu objetivo, isto é, alguém que se mantém no discurso a todo custo, que evita a ruptura do discurso. É certo que o animal selvagem encurralado figura para nós o que está fora do discurso. No fundo, a arte da guerra consiste precisamente em se arranjar de modo a evitar a ruptura do discurso.

"O objetivo de um general hábil é apoderar-se do reino inimigo quando este está intato."[3]

Dito isso, as rupturas do discurso existem, é o que se cataloga habitualmente sob a rubrica de horrores da guerra, e seria possível dizer que, se a arte da guerra é o domínio da aplicação do discurso do mestre, por excelência, então percebe-se que é impossível dominá-la completamente, há coisas que escapam. Falo assim num primeiro tempo, mas logo compreenderão que se pode chegar a dizer que esse discurso produz por ele mesmo algo que escapa.

---

2 Esta passagem tem diferenças na versão em português. "Deixa uma saída a um inimigo acossado, caso contrário, ele lutará até a morte... se os inimigos ... são ágeis e lestos, não lhe corras ao encalço. Se lhes falta tudo, previne-te do seu desespero". *Op. cit.* p. 41. [N.T.]

3 *Op. cit.* p. 21.

O discurso é um laço social que tem efeitos já que produz algo. Em geral, aceita-se o positivo que o discurso produz, é o que os sofistas gregos chamavam de *Pharmakon*. Os sofistas eram mestres na arte de discorrer e foram os primeiros a dizer que o discurso não é feito para dizer a verdade, senão para ter efeito. Porém, o que os sofistas mostraram com sua prática da retórica é que o discurso do mestre, que supostamente produz ordem impondo um sentido para se ler as coisas do mundo, esse discurso, quando elevado ao seu extremo, produz o sem sentido, quer dizer, exatamente aquilo que pretende combater.

$$\frac{S_1}{\$} \longrightarrow \frac{S_2}{a}$$

Nós escrevemos esse sem sentido produzido pelo discurso do mestre no lugar do produto do discurso, quer dizer, na parte inferior, à direita, e o indexamos com essa letrinha que vocês devem começar a se habituar: *a*. Este *a* minúsculo Lacan chama de mais-de-gozar. Ele calcou isso sobre o conceito de mais-valia que havia lido em Marx. Deve-se dizer que a leitura de *O capital* nos introduz de certo modo à estrutura do discurso e a seu produto, que pode passar despercebido. Assim, eu me propus o dever de reler algumas páginas de *O capital* numa óptica lacaniana. De fato, isso é bastante simples, porque Marx se inspirou em Hegel. Então, com a ferramenta dialética, examina a estrutura do intercâmbio comercial entre dois protagonistas: o vendedor que possui uma mercadoria e o comprador, aquele que tem o dinheiro.

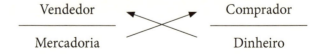

No intercâmbio tradicional, o vendedor vende a sua mercadoria (o trigo que colheu) e o comprador lhe dá dinheiro. Isso pode permitir ao vendedor, por sua vez, tornar-se comprador e buscar algodão para confeccionar roupas. Esse laço social supõe que os dois protagonistas se entendam sobre o valor da mercadoria, isto é, sobre seu valor de uso. Supõe-se que o comprador que compra o trigo use-o pessoalmente.

Porém, esse intercâmbio ideal é rapidamente pervertido quando o comprador busca uma mercadoria que não vai usar, com o único fim de revendê-la a outros um pouco mais caro do que havia comprado, para aumentar seu capital. Ao mudar de lugar na dialética, o antigo comprador se torna vendedor, porém a mercadoria volta ao seu lugar de partida e continua sendo a mesma mercadoria – o mesmo número de sacos de trigo, por exemplo –, mas com esse novo acerto, adquiriu outro valor: o valor de troca. O valor de câmbio é, então, igual ao valor de uso acrescentado da mais-valia. Nesse intercâmbio, somente se intercambia a mercadoria, não a mais-valia. Esta fica no bolso do vendedor uma vez concluído o assunto. O sistema de intercâmbio capitalista se funda no fato de que o que produz (a mais-valia) não é levado em conta no intercâmbio. A única regulação possível é a lei de mercado que a impõe. As coisas se complicam um pouco quando Marx considera que o operário pode tornar-se vendedor de sua força de trabalho que o capitalista compra pelo seu valor de uso. Se consegue benefício com isso, aumenta seu capital, porém, nem por isso ele aumenta o salário do operário. Vemos assim, claramente, que a mais-valia produzida não é posta em circulação no intercâmbio.

Marx isolou um produto de discurso que não é levado em conta pelo discurso. Isso é o que leva Lacan a inventar seu famoso objeto *a* como mais-de-gozar.

No discurso do mestre, esse produto se escreve na parte inferior à direita. É o mais-de-gozar. O discurso do mestre, cujo princípio é civilizar o gozo, domesticá-lo; esse discurso produz um mais-de-gozar do qual ele não tem ideia. Para enxergar esse produto, é necessário mudar de discurso. A verdade de um discurso somente pode ser apreendida por outro discurso. Esse é um princípio essencial na teoria lacaniana, e suas consequências vão muito mais além do campo da psicanálise. Por isso, deve-se permitir que diferentes discursos se encontrem. Por mais inteligente que seja um discurso, acaba por produzir coisas estúpidas se não for esclarecido por outros discursos.

Lacan isolou quatro tipos de discurso, nenhum mais, conforme escreveu nos quatro lugares da estrutura.

Nem sempre Lacan designou esses quatro lugares da mesma maneira e isso merece ser examinado de perto.

Definiu a parte superior à esquerda primeiro como o lugar da dominância. Se é o desejo do senhor o que funda esse discurso, então dizemos que se trata do discurso do mestre. Se, em vez desse desejo é o desejo da histérica que funda o discurso, dizemos que esse é o discurso da histérica. Se é o desejo do analista, então, isso define o discurso do analista.

Portanto, esse lugar acima, à direita, é o lugar da dominância ou do desejo, pois o discurso se inicia com um desejo.

O lugar superior à direita é o lugar do Outro que se faz parceiro desse discurso, lugar do destinatário. Os lugares da parte inferior são homólogos ao lugar do significado no esquema do linguista Saussure, que havia considerado a estrutura da linguagem como dois fluxos que se introduzem mais ou menos um no outro: o fluxo do significante e, abaixo dele, o fluxo do significado. Assim, portanto, os lugares da parte inferior aí estão para figurar o que está sob o discurso: de um lado, o produto do discurso, porém, Lacan, num primeiro momento, havia situado aí *a perda,* que não se contradiz com a ideia de produto, visto que, como já lhes indiquei, o produto do discurso escapa à dominância desse discurso. Logo, digamos que é também uma perda, um produto que se perde para o agente desse discurso. Do outro lado está a verdade.

Assim, a primeira escritura dos quatro lugares do discurso era esta:

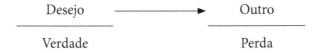

$$\frac{\text{Desejo}}{\text{Verdade}} \longrightarrow \frac{\text{Outro}}{\text{Perda}}$$

Em seu seminário *O avesso da psicanálise*,[4] podem ver que os lugares estão assim designados:

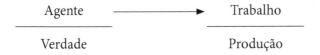

$$\frac{\text{Agente}}{\text{Verdade}} \longrightarrow \frac{\text{Trabalho}}{\text{Produção}}$$

Finalmente, existe uma última escritura, aquela que lhes apresentei na sessão precedente à propósito da velha parede de Leonardo da Vinci:[5]

$$\frac{\text{Semblante}}{\text{Verdade}} \longrightarrow \frac{\text{Gozo}}{\text{Mais-de-gozar}}$$

---

4 Lacan, J. (1992). *O seminário, livro 17: o avesso da psicanálise* (p. 161). Rio de Janeiro: Zahar. Publicado originalmente em 1969-1970.
5 Também encontramos em Lacan, J. (2012). *O seminário, livro 19: ... ou pior* (p. 65). Rio de Janeiro: Zahar. Publicado originalmente em 1971-1972. [N.T.]

64 TERCEIRA CONFERÊNCIA: 9 DE JANEIRO DE 2015

O que se poderia dizer dessas três escrituras é que a primeira é a mais hegeliana, acentua o fato de que o discurso se institui com base em um desejo e leva em conta o fato de que, fundamentalmente, o desejo do homem é o desejo do Outro.

A segunda escritura é a mais marxista, acentua o fato de que o discurso equivale a se colocar a trabalhar. Salienta o fato de que a produção escapa ao agente desse discurso, está, portanto, bem adaptada ao discurso do mestre. Porém, aí devemos tratar de compreender o paradoxo que surge quando se compara a posição do senhor antigo, ao qual o gozo do escravo escapa – é um mais-de--gozar não recuperado – com a posição do capitalista de Marx a quem a mais-valia não escapa, muito pelo contrário. Esse paradoxo me permite captar o contrassenso que surgiria se assimilássemos a posição do capitalista de Marx à do senhor antigo. Essas duas posições podem ser confundidas no imaginário, porém, essa confusão é logo denunciada pela escritura da estrutura. O capitalista de Marx não é o agente de um discurso como é o senhor. O proletário não é o Outro do capitalista assim como era o escravo para o senhor. De uma forma bastante provocadora, Lacan nos mostra, em seu seminário de 1970, que não é o escravo de um senhor, mas sim servo de seu gozo, que é definitivamente o único agente do sistema capitalista.

As últimas crises econômicas que temos sofrido demonstram com bastante clareza que é a economia de mercado que maneja o planeta e que nossos políticos, nossos governantes, se vêm reduzidos à impotência. O capitalismo não é o discurso do mestre, inclusive está na origem de sua quebra. Já não temos outro senhor além do nosso gozo, que se põe a nossa disposição, que nos agarra e nos mete em toda sorte de adições. Está muito na moda se descobrir toda uma nova clínica de dependências, não apenas ao álcool, ao tabaco, aos estupefacientes, mas também ao jogo, à internet, às telas em geral, ao esporte... Enfim, isso testemunha sem dúvida que somos todos proletários escravos de um sistema que nos aprisiona ao nosso gozo.

Portanto, não se deve confundir o sistema capitalista com o discurso do mestre. Esclareço: sistema capitalista e não discurso capitalista, pois, se Lacan pôde em seu momento falar do discurso capitalista, era para mostrar que não era um discurso. Não é um laço social. É um sistema que funciona por si só e pode prescindir do laço social. Por isso pode se globalizar facilmente.

A terceira escritura dos lugares do discurso é mais lacaniana. Descreve que o agente do discurso não é mais que um semblante e que o discurso é um meio de gozo. Não de qualquer gozo: do gozo do sentido. Nós que falamos, gostamos de encontrar sentido, decifrar, interpretar. É esse o negócio da psicanálise, porém, não se deve exceder. Dar sentido a tudo é uma estupidez. Lacan quis corrigir essa tendência da interpretação desenfreada da psicanálise pós-freudiana. Para isso, lembra que o sentido do sentido é o que se perde, o que deve ser entendido como um tonel que transborda. Cada discurso pode se considerar como um tonel perfurado, isto é, que adquire seu sentido do que é perdido, ou seja, de algo que escapa. O que vem dizer novamente que o que cria o sentido é a fuga. O cúmulo do sentido é o enigma.

Esse princípio do discurso como tonel perfurado é fundamental. A estrutura que Lacan utilizou para definir seus discursos deriva de uma estrutura matemática chamada Grupo de Klein, ao qual Lacan aplicou uma pequena modificação que o impede de dar voltas.

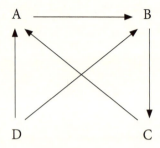

Deve-se destacar a importância desse corte no percurso das flechas desenhado pelo discurso. Segundo Lacan, há um impossível no discurso que o impede de dar voltas. O agente do discurso não pode recuperar o que produz em seu benefício. É uma perda. Porém, é uma perda que não desencoraja o discurso, antes o anima, pois o discurso se organiza em volta dessa perda.

Agora que definimos os quatro lugares, temos de ver os termos que podemos colocar aí. São quatro, orientados numa série que parte do sujeito: $ que está representado por um primeiro significante, S_1 que está conectado a um segundo significante, S_2 que está no Outro. Já sabem que essa alienação do sujeito no Outro acarreta um resto que marcamos com *a* minúsculo.

Para conservar essa ordem na série das quatro letras, temos assim quatro combinações:

$$\$ \ S_1 \ S_2 \ a$$

$$a \ \$ \ S_1 \ S_2$$

$$S_2 \ a \ \$ \ S_1$$

$$S_1 \ S_2 \ a \ \$$$

Basta escrever essas quatro combinações nos quatro lugares do discurso e obtemos:

$$\frac{S_1}{\cancel{S}} \longrightarrow \frac{S_2}{a}$$

O discurso do mestre

Já falei bastante dele a vocês e não há necessidade de descrevê-lo mais. Basta recordar que o agente desse discurso é o significante mestre, quer dizer, um semblante que representa um sujeito que está na parte inferior da barra, um sujeito desejante, porém que sofreu a castração e que, em consequência disso, busca o objeto de seu desejo no outro, o que cria um laço social particularmente eficaz. Se retomamos a metáfora do tonel furado, podem ver que esse discurso produz o *a* minúsculo que lhe escapa e é isso que assegura o sentido desse discurso.

Se aplicamos à série um quarto de volta para a direita, obtemos:

$$\frac{\cancel{S}}{a} \longrightarrow \frac{S_1}{S_2}$$

O discurso da histérica

Essa subversão do discurso do mestre faz surgir um sujeito barrado, o sujeito dividido da cena. Se o mestre escondia sua divisão, a histérica a denuncia e a exibe. O mestre é o parceiro ideal da histérica, por isso encontramos o S_1 no lugar do Outro. Na história da medicina, a histérica sempre se apresentou como um enigma que traz problemas ao médico, pois seus sintomas resistem ao saber médico. A época em que a neurologia começava a definir com seriedade o território dos nervos motores e sensitivos foi a mesma na qual os enfermos de Charcot se apresentavam com paralisias totalmente barrocas que desfaziam esse novo saber médico. Em resumo, que não entravam na ordem ditada pelo saber do mestre neurologista. É o que descreve o $ situado no lugar do agente do discurso; é o enigma do sintoma histérico e esse enigma se dirige ao mestre S_1 disposto a produzir um saber.

S_2 representa o saber produzido por esse discurso e já se pode ver que esse saber escapa ao sujeito histérico. É aí que se produz a fuga do tonel. A histérica não pode fazer desse saber do mestre sua verdade. Contudo, sua verdade se escreve *a*. O que quer dizer isso? Quer dizer que a verdade da posição da histérica nesse discurso é que ela se certifica de ser o *a* minúsculo, o tesouro dos tesouros, aquilo que escapa ao mestre, o que ele queria dominar, porém não pode, enfim, o que o enerva, o que o excita e, em consequência, aquilo que causa seu desejo. Isso é o que os médicos – que estigmatizaram a histérica, reduzindo-a ao teatral – não compreenderam. Não compreenderam a demanda particular de amor dirigida pelo sujeito histérico, demanda de ser amado e desejado pelo outro, mantendo-se inalcançável, inacessível. A histérica busca um mestre sobre o qual reinar, representado por esse objeto atrás do qual corre sem poder alcançá-lo jamais. É uma demanda de amor bastante incondicional: "quero ser aquilo que causa e que causará sempre seu desejo".

Depois de Charcot, Freud fez uma subversão na maneira de ocupar-se de suas pacientes histéricas. Decidiu mudar de lugar, fazer-se parceiro desse sujeito histérico, mas de outra maneira. Ou seja, sem se fazer de mestre. Assim nasceu a psicanálise. O que estava escondido no discurso da histérica, sua formidável e incondicional demanda de amor, ficara no primeiro plano. Desse modo foram criadas as condições da transferência que não é outra coisa senão o amor que se dirige ao saber. Essa é a subversão que Lacan quis descrever com um novo quarto de giro na rodada de suas letras.

Um novo quarto de giro para a direita e obtemos:

$$\frac{a}{S_2} \longrightarrow \frac{\text{\$}}{S_1}$$

O discurso da histérica

Observem uma vez mais que aquilo que estava no lugar da verdade escondida do discurso precedente, *a*, aqui está à luz do dia e no lugar de mando desse novo discurso. É uma forma de escrever o que ocorre no ato analítico em que o analista, como diz Lacan, faz semblante do objeto *a*. Dizer que faz semblante do objeto *a* quer dizer que aceita ocupar o lugar do objeto que causa o desejo do analisante.

Mas como se sabe isso? É o próprio analisante quem lhe dá as coordenadas desse lugar, sem o saber. É isso que condiciona a transferência. Estamos acostumados a caracterizar a transferência como suposição de saber. A transferência institui o analista como sujeito suposto a saber. Sim. Porém, de onde vem essa suposição? É um *a priori* antes do encontro, surgido de uma leitura, por exemplo? Não, isso não basta. A transferência surge de um encontro real. Por isso uma análise não começa de um dia para o outro, são necessárias preliminares. É o tempo necessário para que o futuro analisante venha depositar no analista esse objeto *a* que o estorva. Ele faz isso sem se dar conta, ao confiar ao analista sua angústia e seus sintomas que testemunham a emergência desse objeto. Somente de forma secundária, pelo fato de ter transferido ao analista esse objeto que estorva, vai supor um saber a ele.

Gosto muito de uma frase de Lacan que resume isso muito bem. Evocando o fato bem conhecido da evolução da espécie dos mamíferos e essa etapa decisiva do momento inicial com relação

70 TERCEIRA CONFERÊNCIA: 9 DE JANEIRO DE 2015

às espécies que caminham com quatro patas, Lacan diz o seguinte: "Um porco, erguendo-se sobre as patas traseiras e bancando o porco ereto, nem por isso deixa de ser o porco que era originariamente. Mas só ele pode imaginar que não nos lembramos disso".[6] Em outras palavras, esse saber suposto pela transferência é correlativo desse gozo censurado cuja condensação representa o objeto *a*. É preciso, portanto, que o analisante transfira essa porcaria ao analista para que depois se suponha um saber. O fato de depositar esse *a* minúsculo no analista o alivia muito depressa. Dá a ele a ideia de que alguém pode aceitar isso, localiza o problema no consultório do analista. No fundo, se o analisante frequenta com tanta assiduidade o consultório do analista, é porque tem encontro com seu *a*.

O discurso do analista indica que é na medida em que aceita encarnar a função desse objeto que o analista vai se fazer agente desse discurso e que coloca seu analisante para trabalhar, assinalando-lhe sua divisão: $, quer dizer, fazendo que escute seu inconsciente que produz os significantes mestres de sua história.

Porém, já podem ver que esses significantes S_1 produzidos não podem alcançar o lugar do saber como verdade, uma vez que aí está colocada a barreira do impossível como em todo discurso. Geralmente, o S_1 nunca está só, mas está conectado com S_2 e assim é como se fabrica o sentido, uma história etc.

Mas o resultado de uma psicanálise não é fazer alguém crer que as histórias contadas são verdadeiras. As histórias que alguém se conta participam de sua fantasia. É certo que, no início, Freud dava como sensato aquilo que suas pacientes lhe contavam, até que descobriu que a fantasia fundamental é mais traumatizante que a realidade. O resultado de uma análise é, antes, o descobrimento do

---

6 Lacan, J. (2012). *O seminário, livro 19: ... ou pior* (p. 161). Rio de Janeiro: Zahar. Publicado originalmente em 1971-1972.

peso de certos significantes que puderam ser traumatizantes pelo seu valor de gozo.

Observarão que esses significantes S_1 se produzem no lugar do mais-de-gozar. Quer dizer, não é seu valor de sentido que prevalece, mas sim seu valor de gozo. Para se fazer o balanço desse real, é necessário ir no sentido contrário do princípio habitual que é o da leitura que decifra um significante com a ajuda de outro: $S_1 \rightarrow S_2$, o que produz sentido. No discurso analítico, faz-se todo possível para interromper essa via. O fato de desconectar um significante de seu sentido, de seu contexto, permite entender o peso que teve, seu valor de gozo. Esse é o princípio da escansão, a interrupção às vezes brutal que o analista deve operar quando escuta algo que merece ser separado porque indica esse ponto de gozo que caracteriza um sujeito, sem que este saiba disso. Então, o analisante se surpreende muito por entender de uma forma nova algo que podia repetir e repetir sem se dar conta do peso do que dizia.

No ponto em que estamos, vocês podem ver que os três discursos cuja estrutura acabo de descrever se articulam entre si. Temos o *discurso do mestre* no começo. Esse discurso é subvertido pelo *discurso da histérica* que, por sua vez, é subvertido pelo *discurso do analista*. Há, portanto, uma progressão. E vocês observaram que as letras giraram um quarto de volta sempre no mesmo sentido.

Essa progressão descreve claramente o que ocorreu entre a prática da hipnose e a psicanálise. O hipnotizador funciona como agente do discurso do mestre. Coloca o outro numa situação de obedecê-lo completamente. É isso que faziam as pacientes de Charcot, de muito bom grado e lhe servindo de bandeja, deve-se dizer, satisfazer sua fantasia, assim como as fantasias de todos os praticantes que se apressavam em ir ver essas jovens se contorcionando em posições equívocas. Freud começou praticando a hipnose com suas pacientes histéricas e logo mudou de óptica, colocou-se a escutá-las, deu a elas a palavra, quer dizer que as instalou no lugar de agente do discurso. "Diga todas as bobagens que lhe passarem pela cabeça e será maravilhoso." Essa é a regra fundamental da psicanálise. Chegou-se mesmo a dizer – e é bastante justo – que a psicanálise é a hipnose ao avesso. Quer dizer que Freud se deixou plasmar, se deixou sugestionar pelo inconsciente de suas pacientes.

Dizer que o analista está no lugar do objeto *a* para o analisante quer dizer também que, quando atua, não o faz em seu nome, em nome de uma subjetividade, mas sim em nome de uma lógica que não lhe pertence e que vai deduzindo conforme avança a experiência que lhe ensina a transferência de seu analisante.

Isso mostra muito bem que somente há transferência e que o analista deve aceitá-la, acolhê-la, evitando opor-se a ela. Depois de certo tempo de sua prática, Freud compreendeu que a transferência podia ser um problema para o analista e evocou um fenômeno de contratransferência. Queria assinalar que, por momentos, o paciente pode exercer uma influência sobre o inconsciente do analista. Nada mais falou sobre isso nem estimulou seus alunos a ir pela via de fazer uso desse fenômeno. Os psicanalistas pós-freudianos magnificaram esse assunto até o ponto de fazer dele um índice de algo que se devia vigiar de forma absoluta na condução do tratamento. Alguns passam o tempo vigiando o que ressoa neles das palavras do analisante, isto é, vigiando o que chama sua contratransferência. Lacan denunciou essa classe de prática dizendo que a contratransferência é um erro na condução da cura, que só há uma transferência, a do analisante, e que o resto é apenas uma resistência do analista que, sem saber, aponta contra a transferência.

Há um último ponto que eu gostaria de assinalar a vocês sobre o discurso do analista, é o sentido que se pode dar ao fato de que o saber S_2 está no lugar da verdade nesse discurso, isto é, num lugar inacessível porque sabem que a verdade é o mais inacessível em um discurso. Se o saber está no lugar da verdade no discurso do analista, isso quer dizer que é inacessível, não se pode dizê-lo, nada se pode fazer com ele. Não se pode acumular, universalizar, como se faz com os saberes dos outros discursos. Isso coloca a pergunta de como se transmite a psicanálise. Desde logo, não é lendo todo o saber teórico que se pode elaborar. Podem ler tudo de Freud, tudo de Lacan e não será isso que fará de vocês um psicanalista. A psicanálise somente pode ser transmitida pela experiência da cura analítica.

O que está no princípio do discurso do analista é um desejo particular, o desejo do analista. Pois bem, esse desejo do analista não deve ser confundido com o desejo de saber. O psicanalista está muito bem situado de forma a não crer no desejo de saber. Na verdade, ninguém quer saber. Certamente, o psicanalista não está animado pela paixão da verdade. O desejo do analista vai em sentido contrário ao do discurso do mestre, visto que não aponta para o sentido, mas faz o oposto: coloca em primeiro lugar o inconsciente que poderíamos definir como um contrassentido.

Já que anunciei para vocês quatro discursos, resta um que não descrevemos ainda. Podemos pensar que, continuando a fazer girar as letras sempre no mesmo sentido, haveria ainda um último quarto de volta a se fazer, o que faria surgir o saber inacessível do discurso do analista em primeiro plano. Isso daria o seguinte:

$$\frac{S_1}{S_2} \longrightarrow \frac{a}{\$}$$

O discurso universitário

Então seria necessário dizer que o discurso universitário seria um progresso do discurso analítico e, em seguida, a lógica iria requerer que com base nesse discurso universitário um novo

74 TERCEIRA CONFERÊNCIA: 9 DE JANEIRO DE 2015

quarto de volta levaria ao discurso do mestre que seríamos, igualmente, obrigados a considerar como uma progressão em relação ao discurso universitário. Enfim, faríamos a volta e essa rodada de discurso já não iria querer dizer nada.

Por isso Lacan deu a esse discurso universitário um estatuto à parte. Ele o considerou uma perversão do discurso do mestre.

Quando baseado no discurso do mestre se aplica às letras um quarto de volta em outro sentido, diferente daquele que temos definido como progresso, obtém-se o discurso universitário que não é absolutamente um progresso do discurso do mestre.

No discurso universitário, é o puro saber que se põe no lugar do agente. É às exigências do puro saber que o estudante deve dobrar-se. Estudante esse que Lacan assimila ao proletário, ao *a* minúsculo embaraçoso com o qual a sociedade não sabe o que fazer; ao final de 1968 essa observação de Lacan teria seu peso. Ao estudante é imposto o dever de produzir o que a Universidade queria poder controlar: o $, o sujeito do inconsciente para chegar ao S_1, o significante ideal que é a verdade escondida desse discurso do universitário. O discurso universitário aponta para a eliminação de toda subjetividade que não seja aquela que fala em nome do significante mestre, o ideal que se esconde atrás do muro desse discurso. É o mito de um *eu ideal*, idêntico a si mesmo, à altura do ideal do S_1. É isso que Lacan denunciava como *Eucracia*[7] do discurso universitário.

O impossível ao qual se confronta o discurso universitário é que aquilo que o discurso produz de forma alguma está à altura desse ideal, felizmente. Não deixa de ser certo que a pretensão desse discurso é fabricar sujeitos idênticos, formatados, enfim, essa

---

7 Lacan, J. (1992). *O seminário, livro 17: o avesso da psicanálise* (p. 75). Rio de Janeiro: Zahar. Publicado originalmente em 1969-1970.

classe de pesadelos descrita por ficções como as de Huxley ou Orwell. Porém, esse sistema universalizante somente existe em estado de ficção. Ele está no princípio de toda burocracia, principalmente quando esta se funda sobre uma ideologia.

Agora vocês podem compreender porque Lacan fez que ele saísse da rodada dos outros discursos, porque esse discurso fixa as coisas, impede todo progresso. Lacan desconfiava muito desse discurso porque pressentia que corria o risco de fazer entrar o saber da psicanálise nos raios poeirentos desses saberes. O perigo, na verdade, não veio daí, mas da burocracia que impõe avaliações das quais saem os códigos das boas práticas, sendo aquelas que se deixam avaliar. Faz bem imaginar que a psicanálise não faz parte delas.

Para concluir esta sessão de hoje, volto a essa história do impossível que impede a todos os discursos de dar voltas. A primeira coisa que deve ser destacada é que esse impossível não reduz o discurso à impotência. Pelo contrário. O que reduz todo discurso à impotência é o fato que o sistema pode dar voltas.

Evoquei, no início desta aula, que Lacan havia esboçado um discurso capitalista que levava à queda do discurso do mestre. Esse pseudodiscurso – vocês verão que não é na verdade um discurso – é uma torção do discurso do mestre.

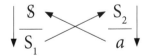

Esse sistema dá voltas, já não há impossível. Podem ver que no primeiro movimento o sujeito não se dirige ao outro, mas sim a si próprio, é o contrário de um laço social, e o que se produz como mais-de-gozar se transforma num laço em espiral. O resultado é que o sujeito se consome no seu consumo aditivo.

76 TERCEIRA CONFERÊNCIA: 9 DE JANEIRO DE 2015

Com razão, Lacan muito insistiu em situar a função do impossível em cada discurso. Isso soava para ele como a famosa frase de Freud sobre as três tarefas impossíveis: governar, educar e psicanalisar.

Que governar é impossível quer dizer que o discurso do mestre deve levar em conta o impossível. Ou seja, o mestre forçosamente está limitado no exercício de seu domínio, está marcado pela castração. Isso não quer dizer que ele tenha de renunciar a governar.

Que educar é impossível expressa também que o discurso universitário está marcado pelo impossível: felizmente uma parte do sujeito resiste ao princípio da educação; é o que funda o sujeito barrado, o sujeito dividido, quer dizer, o inconsciente.

Que psicanalisar é uma tarefa impossível e que isso é enunciado pelo mesmo Freud de quem não se pode dizer que tenha retrocedido em nada com relação a esse impossível nos incita a compreender o que ele queria dizer com isso. Uma vez mais isso apenas quer dizer que o discurso psicanalítico deve deixar lugar ao real e não cair no erro de encontrar-lhe sentido a todo custo, pois nesse caso não se poderia distinguir a psicanálise da paranoia.

Já que situamos o impossível em três discursos, seria interessante propor a questão do impossível ao quarto, o discurso da histérica. A ninguém ocorreu dizer que se fazer de histérica seria uma tarefa impossível. Em vez disso, o discurso da histérica se enfrenta com um impossível. A histérica sofre pelo fato de que o saber que ela faz o outro produzir não pode dizer sua verdade. Se um mestre consente em ir ocupar o lugar de parceiro – lugar a que se dirige esse discurso histérico –, então, tende a se esgotar alimentando-se de um saber vão e acusa muito depressa a histérica de ser uma manipuladora, uma mentirosa. Essa é uma ideia que continua sendo muito arraigada, mesmo no meio psiquiátrico. É um velho costume: à histérica se a difama,[8] nós a chamamos mulher. Então, para solucionar o problema, os psiquiatras americanos não encontraram solução melhor que suprimir esse vocábulo difamatório do manual de diagnóstico e estatística dos transtornos mentais (DSM). Já não se fala de histeria.

Obviamente, não é essa a tendência da corrente psicanalítica que faz do discurso da histérica uma passagem obrigatória para o discurso do analista. Se vocês seguem o giro das letras, compreendem que não é com base no discurso do mestre que se pode entrar em análise. Aquele que não cede ao domínio de suas palavras não pode aceder ao discurso analisante. Essa é uma verdadeira dificuldade para o neurótico obsessivo que se mantém – mesmo que se defenda disso – no discurso do mestre. Para fazê-lo aceder ao discurso analisante, é necessário trabalhar para que ele torne seu discurso histérico. Uma análise somente pode começar da histericização do discurso. Não se analisa um mestre. Analisa-se um sujeito que se lamenta de sua divisão. Por isso a psicanálise não tem razão alguma para estigmatizar o discurso da histérica, pois sem esse discurso não haveria psicanálise possível.

Vendo, ontem à noite, uma transmissão em que Cabus, Cavanna e Wolinski[9] contavam a história de seu periódico que me encantava quando eu tinha 20 anos porque se opunha ao discurso do mestre da época – era uma subversão desse discurso –, eu pensei que esse discurso representa muito bem a função do discurso da histérica e, então, pude constatar que, se alguns podem atacar esse discurso para calá-lo, isso é um indício não muito animador dos tempos atuais.

---

8 *"En la difamme"*, em francês, é homófono a *"on la dit femme"* (nós a chamamos mulher). [N.T.]
9 Cartunistas de *Charlie Hebdo*. [N.T.]

Quarta conferência: 6 de fevereiro de 2015

Em nossa última sessão, tratei de iniciar vocês na lógica dos discursos. Isso me permite abordar hoje o centro da questão da identificação, isto é, da identificação sexual. Esse não é um assunto sem importância porque essa identificação somente tem à sua disposição um único instrumento significante ao qual já fiz referência, a saber, o falo. Esse significante é um emblema do que se poderia pensar fazer signo do homem. Porém, por tratar-se de um significante e não do órgão masculino, não é, assim, mais que um semblante, e, seja homem, seja mulher, pode utilizá-lo para fazer-se representar num discurso frente a um parceiro.

Num primeiro tempo, terei de voltar à teoria freudiana para que vocês captem a importância não desse órgão, mas sim dessa imagem e de sua função simbólica.

Freud não fala diretamente do falo, fala do pênis. E, para destacar sua importância na evolução da sexualidade, fala de fase fálica. Essa é a leitura que Lacan fez de Freud distinguindo o órgão masculino de sua imagem erigida e de sua função simbólica – quer dizer, do falo.

Já sabem que, na teoria analítica, o falo é em princípio uma imagem. A imagem do sexo masculino que o pudor impõe esconder porque testemunha um desejo que escapa a seu proprietário. É a imagem obscena por excelência. Porém, a censura que afeta essa imagem se redobra pelo fato de que o falo é também a imagem de um órgão que serve de referência para a identificação do macho e da fêmea. Ele o tem, ela não o tem.

Se ficássemos aí, as coisas seriam muito simples, como podem ser nos animais, em que podemos distinguir, sem nos equivocarmos, o macho e a fêmea. O falo constituiria, então, de forma inequívoca, o símbolo da masculinidade. Sobre aquilo que gostaria de insistir hoje é que para os *"trumains"*[1] que somos, uma vez que a linguagem e o discurso nos permite identificarmos, o falo serve essencialmente para confundir as pistas.

O falo serve de referência, dimensiona a imagem de todo objeto cobiçado, em uma palavra, de todo objeto desejado. Dado que o desejo não é algo que se mostre, antes é algo que se esconde – daí o pudor –, esse emblema do objeto do desejo nunca se manifesta melhor do que quando se esconde, se vela. Basta se colocar um véu no lugar adequado para que a imagem que nos falta adquira o valor que Lacan escreve φ: "o falo se encarna justamente naquilo que falta à imagem."[2] Nunca está tão presente como quando não está. "Ali onde vemos simbolicamente o falo, é justamente onde ele não está."[3] Pensem na prática da *stripper*, cuja eficácia depende do fato de que até o último momento pode fazer crer que tem o que lhe falta.

---

1 Ver nota 1 da primeira conferência, na página 17. [N.T.]
2 Lacan, J. (2010). *O seminário, livro 8: a transferência* (p. 474). Rio de Janeiro: Zahar. Publicado originalmente em 1960-1961.
3 *Op. cit.*, p. 471.

Freud reparou que a imagem do órgão masculino, o pênis, é uma catexia para a criança, que a atribui a todos os humanos, homens e mulheres. Num primeiro momento, não quer ver que isso pode faltar a alguns, tranquiliza-se pensando que crescerá mais tarde. Se necessita tranquilizar-se desse modo, é para adiar uma ameaça que pesa sobre seu próprio órgão: poderiam cortá-lo. Freud se deu conta de que a criança tem de aceitar ver que essa imagem pode faltar à menina para temer sua própria castração.

A menina não se encontra na mesma situação: "Num instante ela faz seu julgamento e toma sua decisão. Ela viu, sabe que não tem e quer ter".[4]

É o que está na origem de seu complexo de masculinidade se ela se entretém bastante tempo com a ideia de que pode tê-lo. Poderíamos pensar que, uma vez assumida a ideia de que não pode tê-lo, a angústia de castração lhe deveria ser estranha. De imediato, podem ver que a angústia de castração existe na mulher, mas se refere a algo distinto à imagem fálica que lhe falta.

No menino, está claro que a angústia de castração não é o temor da perda do órgão, mas sim o temor da perda do que ele representa: sua função simbólica. O falo não é somente uma imagem, é também uma função simbólica. Essa função simbólica aparece claramente quando Freud estuda o que ele chama de transposição das pulsões. Coloca, então, o pênis na série com os objetos como as fezes, o presente, o filho etc. Nessa série, o pênis está amalgamado com objetos dos quais alguém pode se separar e que podem constituir o objeto de um dom.

---

4 Freud, S. (2011d). Algumas consequências psíquicas da diferença anatômica entre os sexos (1923-1925). In S. Freud, *Obras completas* (Vol. 16, p. 291, P. C. de Souza, trad.). São Paulo: Companhia das Letras. Publicado originalmente em 1925.

O primeiro objeto do dom é o objeto anal. É o suporte da função do presente: aquilo que se pode ceder ao outro para ser agradável a ele. Esse objeto seguidamente passa a ser motivo de uma tensão entre o fato de que o sujeito queria conservá-lo, o que ocasiona um gozo e o fato de que poderia renunciar a ele para ser agradável ao Outro, isto é, para ser amado por ele. É, portanto, um objeto particularmente investido. Coloca-se em série com a ideia de um filho, posto que as teorias sexuais infantis imaginam que a criança, concebida no ventre da mãe, sai dele como as fezes. Essa equivalência se escuta regularmente e, curiosamente, não espanta ninguém. Não é raro um adulto gratificar afetuosamente seu filho com um "minha caquinha" [*ma crotte*]. Geralmente é uma mulher que assim se dirige a uma criança.

No final dessa série, Freud situa o pênis como equivalente ideal. É evidente na evolução sexual feminina: a menina que não tem pênis encontra um substituto para isso na ideia de ter um filho. Para isso, deve deixar de esperar que sua mãe lhe dê um pênis. A mãe sempre é apontada como culpada dessa falta. A menininha deve aceitar a ideia de que sua mãe não o tem para voltar-se ao pai que poderia lhe dar não o pênis, mas um equivalente simbólico, quer dizer, um filho. Ter um filho do pai é, portanto, um equivalente simbólico que corresponde ao pênis que a filha não recebeu da mãe. Quando essa equação simbólica não é bem-feita, a mulher se detém sobre seu *penisneid*, sua inveja do pênis que envenena sua relação com os homens e que é a base da relação tumultuada com sua mãe.

Se Freud pode colocar em série o pênis com os objetos do dom e com o filho para uma mulher, se pode fazer essa espécie de equação, é porque atribui ao pênis um valor simbólico. Esse é o falo, é o valor simbólico associado ao órgão masculino e que está destinado a medir o valor de tudo o que se oferece ao Outro para satisfazer seu desejo. Podemos, pois, distinguir agora o órgão, o pênis, de sua função, o falo. Agora se compreende melhor como Freud pôde colocar o pênis em série com todos esses objetos do dom simbólico. Se o órgão entra nessa série não é na qualidade de pênis, mas sim de falo.

Está claro que nenhum homem se separa de seu pênis com a ideia de fazer dele um dom para quem quer que seja. Pode acontecer que um homem tenha vontade de separar-se desse órgão que lhe é embaraçoso, porém, se isso acontece é porque ele não é o suporte do falo simbólico. É o que acontece, em geral, com o transexual. Voltaremos a isso mais tarde.

Aquilo que separa e que permite a equação simbólica é o valor simbólico. Este pode separar-se do órgão para conectar-se com outros objetos trocados com o Outro.

O falo toma, portanto, essa dimensão simbólica no registro da demanda, mais exatamente na articulação simbólica entre a demanda e o desejo.

Já sabem que para a criança o Outro começa a partir da demanda.

No estágio oral, demanda ao lactante que se deixe alimentar. O objeto intercambiado é, em aparência, o objeto oral, porém, só na aparência, porque de fato tudo indica que para a criança o seio não pertence à mãe, mas somente a ela. Assim como a placenta foi o órgão que lhe permitiu se aninhar na parede uterina, o seio é o aparelho que lhe permite aderir-se à mãe. Nesse estágio, o falo não é o seio, é a própria criança, verdadeiro apêndice aderido à mãe, objeto do qual a mãe pode orgulhar-se, exibindo seu lindo bebê. Basta ver as jovens mães comparando seus bebês ou observar o efeito de uma mãe ao ver uma de suas amigas com um bebê nos braços para nos convencermos do valor fálico do lactante.

84 QUARTA CONFERÊNCIA: 6 DE FEVEREIRO DE 2015

Dito isso, o objeto oral, o seio, passará a ser um objeto com valor fálico para a criança no momento em que a mãe introduz a frustração. Quer dizer, a partir do momento em que a mãe já não responde automaticamente às necessidades da criança, podendo ausentar-se e diferir sua resposta. Então, o fato de dar o seio passa a ser signo de seu amor.

No estágio anal, o que dá seu valor fálico ao objeto que se trata de ceder é que o Outro demanda e que o sujeito aceita renunciar a gozar dele. Esse gozo anal é o gozo de reter, de dominar-se e, com isso, dominar o Outro. Nesse nível o obsessivo se destaca. Basta que se peça algo e ele não responda ao que se pede para que receba o pedido cada vez mais. O obsessivo tem o falo e não é questão que ele o ceda a qualquer um. O que o angustia é que o outro possa gozar desse falo.

Com base em tudo isso que acabo de lhes dizer, vocês podem deduzir que o falo é o instrumento que serve para medir o valor dos objetos intercambiáveis entre o sujeito e o Outro. O falo é, portanto, o instrumento que converte os objetos da demanda, mensurando o valor dele para o desejo do Outro. Quer dizer que ele se encontra exatamente na articulação entre a demanda e o desejo. Sei o que o Outro demanda, porém, não sei o que deseja.

Não conheço o desejo do Outro: angústia, mas conheço-lhe o instrumento: o falo, e quem quer que eu seja, espera-se que eu passe por ali e não crie histórias; o que se chama, em linguagem corrente, de continuar os princípios de papai. E, como cada um sabe que, desde há algum tempo, papai não tem mais princípios, é com isso que começam todas as infelicidades.[5]

---

5 Lacan, J. (2003a). Sessão de 4 de abril de 1962. In J. Lacan, *O seminário, livro 9:*

Deve-se marcar que Lacan fazia essa constatação em 1962. Observava que a função paterna está interditada. "E, como cada um sabe que, desde há algum tempo, papai não tem mais princípios, é com isso que começam todas as infelicidades."[6]

Localizamos facilmente as desgraças em questão no que ocorre hoje em dia com a juventude de nossos subúrbios. Para muitos deles, seus pais são exilados de seus países, de sua cultura, estão mal integrados entre nós, sem trabalho. Esses pais perderam seus princípios. Seus filhos não encontram aquilo que lhes é necessário para identificar-se. As desgraças vêm do recurso que alguns encontram por meio da interpretação radical de uma religião que ficou um pouco para trás no mundo moderno. Enfim, os efeitos do recurso a essa figura de pai, a princípios férreos, são terríveis. O recurso a uma instância de poder para restaurar os princípios está na origem de todos os fascismos.

Todos necessitamos identificar-nos, e a psicanálise nos revela que, homens ou mulheres, devemos nos conformar com a identificação ao pai por meio do instrumento fálico, o instrumento que convém para responder ao enigma do desejo do Outro, o qual segue novamente os princípios do papai.

Para a mulher o caminho é simples, diz Lacan, porque não tem falo "tudo o que lhe resta é desejá-lo".[7] O que não é tão simples é que seu desejo tenha forçosamente se fundado nos princípios de papai. Isso poderia ser insuportável.

Lembro-me do longo trabalho feito com uma analisante que empreendeu uma guerra aberta contra os ideais de seu pai. Veio

---

a identificação (p. 245). Edição do Centro de Estudos Freudianos de Recife. Publicado originalmente em 1961-1962.

6 A palavra *"malheurs"* pode ser traduzida por "desgraças". Optamos por este termo no parágrafo seguinte. [N.T.]

7 *Op. cit.*, p. 245.

86 QUARTA CONFERÊNCIA: 6 DE FEVEREIRO DE 2015

me ver depois de ter vivido uma experiência difícil em Nova Caledônia, na época em que suas duas comunidades se enfrentavam duramente. Decidiu viver nas ilhas e, uma vez aí, tomou partido dos canacos,[8] e apenas pôde se defrontar com o furor do meio caldoche,[9] quer dizer, basicamente os colonizadores. Foi necessário muito tato de minha parte para sussurrar-lhe que havia percorrido muitos quilômetros para se defrontar com uma situação bastante parecida com aquela que conheceu seu pai, militante da OAS[10] na Argélia. Como fazê-la entender que seu compromisso político, ao tomar partido dos colonizados oprimidos, nada mais era que a consequência lógica do amor que sentia por esse pai, que ela acreditava estar obrigada a me descrever como um monstro?

Desejar o falo em sua referência aos princípios de papai não era, portanto, algo simples para essa analisante e isso tornava muito delicado o desvelamento das coordenadas de seu desejo na cura.

Dito isso, demos crédito a Freud e a Lacan: na maioria dos casos, as meninas se ajustam bastante bem nesta situação em que o pai indica o que elas devem desejar.

Em vez disso, do lado masculino, o percurso é mais complexo, pois o fato de o homem ter o órgão não o exonera do fato de ter de pedir o falo. Lacan formula a pergunta: "para que seu falo possa servir de fundamento ao campo do desejo, vai ser preciso que ele peça para tê-lo? É exatamente de algo assim que se trata, no nível do complexo de castração".[11] E, um pouco mais adiante,

---

8 Habitantes melanésios da Nova Caledônia. [N.T.]

9 Habitantes de origem europeia (ou mestiços) da Nova Caledônia. [N.T.]

10 Organização Armada Secreta: organização paramilitar francesa que se opunha à liberação de Argélia. [N.T.]

11 *Op. cit.*, p. 246.

acrescenta esta surpreendente fórmula: "o sujeito demanda o falo e o falo deseja".[12]

Essa delicada articulação é a que não funciona no caso da impotência masculina. Não é certo que o pênis possa assumir sua função de falo para aquele que não o tem porque não o demandou. Eu poderia ilustrar isso com as palavras de um analisante que se queixa de impotência. Vive com dificuldade – e também sua companheira – porque ela não provoca nele nenhuma ereção. Ela tem muita paciência, organiza fins de semana de sonhos, porém, de nada adiantam. Um dia, depois de um desses fins de semana, confessa que fabricou uma fantasia em que estava precisamente nessa mesma residência encantadora com uma mulher desconhecida que se submetia a todos os seus caprichos. Essa fantasia provocou sua ereção. Eu aponto para ele que a essa mulher que não existe ele pode pedir alguma coisa. Ele concorda: o que é difícil para ele, mesmo impossível, é pedir.

Impõe-se o paralelismo entre estas duas impotências: a impotência para pedir à qual responde a impotência de seu órgão.

Esse fragmento clínico poderia fazer crer que é a uma mulher que o sujeito tem de pedir o falo. Não é assim tão simples. Certo é que as primeiras demandas se endereçam à mãe, porém, o falo não pode ser o objeto direto de uma demanda. Ele é antes o instrumento que dá aos objetos da demanda seu valor para o desejo do Outro. Quer dizer que o falo pode ser extraído entre o pai e a mãe. Em outras palavras, é também a seu pai que o menino tem de pedir o falo. E por que iria pedir se não supunha a ele essa função? Essa foi a pergunta central formulada por esse analisante cujo pai – no seu dizer – não merece respeito nem amor.

---

12 *Op. cit.*, p. 248.

88 QUARTA CONFERÊNCIA: 6 DE FEVEREIRO DE 2015

Esse sintoma da impotência masculina sublinha a distinção que deve ser feita entre o órgão, o pênis e sua função simbólica: o falo. O falo não designa o órgão, apenas a relação entre esse órgão e o gozo. A relação do pênis com o gozo está, então, representada por um puro semblante, somente pode operar por meio de um discurso e, com respeito a isso, uma mulher quando se faz destinatária desse discurso pode medir a condição de verdade desse semblante.

O homem pode temer essa hora da verdade que lhe confere o valor de seu órgão com relação àquilo que uma mulher pode tirar dele como benefício para seu gozo. Essa hora da verdade marca que o falo não é redutível ao pênis. O falo se deduz pelo fato de uma mulher poder gozar com ele. Daí essa equivalência que talvez os surpreenda: "O falo é o órgão como aquele que é – trata-se do ser –, como aquele que é o gozo feminino".[13]

Se Lacan insiste no fato de que o falo é, isso é para distingui-lo do fato de tê-lo. Em outras palavras, com relação à bipartição clássica entre homem e mulher que o falo fracassa em ordenar corretamente, Lacan substitui a eleição entre o ser e o ter. O falo introduz "a incompatibilidade entre o ser e o ter". Nisso reside a castração.

Esse ponto esclarece singularmente a clínica do travestismo. O travesti é, na maioria das vezes, um homem, tem o falo, isso não o importuna, goza dele de forma solitária, porém, além disso, ele quer ser o falo travestindo-se na imagem do ser desejável – segundo ele, a mulher: que é o falo.

Como indica Robert Stoller, um psiquiatra americano especialista nessas questões:

---

13 Lacan, J. (1992). *O seminário, livro 17: o avesso da psicanálise* (p. 63). Rio de Janeiro: Zahar. Publicado originalmente em 1969-1970.

No travestismo o homem não tem nenhuma dúvida sobre o fato de que ele é um homem e que quer continuar sendo. Alterna períodos de confortável masculinidade com episódios de conduta feminina, nos quais ele se traveste. Uma parte essencial de seu prazer reside no fato de que sabe que enquanto vai vestido de mulher, tem um pênis. Não sacrificaria seu pênis para fazer-se mulher.[14]

Quer dizer que seu pênis não o importuna, continua sendo um aparelho para seu gozo. Com toda justiça, Stoller acrescenta que o travesti é também fetichista, quer dizer que utiliza o vestido feminino para mascarar a castração da mulher a partir da ideia de que não se deve ver que a mãe está castrada.

Escutei durante vários anos um paciente que estava se consultando comigo por um problema de impotência e que depois me confessou que não podia evitar travestir-se. Um dia, sua mulher o surpreendeu e ameaçou deixá-lo se ele não fosse se tratar. Ele tinha, portanto, esse costume, que era uma espécie de adição, de travestir-se de mulher às escondidas e também de passar muito tempo frequentando sites de internet em que podia ver homens fazendo sexo com transexuais. Estava muito claro que o que o fazia gozar era ver uma bela mulher dotada de um pênis. Porém, não tinha de forma alguma a ideia de mudar de sexo. Em nenhum momento evocava a menor tendência homossexual, não buscava ser uma mulher para um homem, bastava fazer semblante de ser uma mulher para ele mesmo. Observarão que não há necessidade de saber que existe essa adição pelos *sites* da *web* que lhe oferecem a imagem da mulher dotada de pênis para compreender que nega

---

14 Stoller, R. J. (1994). *Sex and gender*. London: Karnac, p. 105.

90 QUARTA CONFERÊNCIA: 6 DE FEVEREIRO DE 2015

a castração. O único fato que fica claro com seu travestismo é que, com relação ao falo, ele quer tê-lo e quer sê-lo.

A incompatibilidade entre tê-lo e sê-lo é o que introduz a função fálica (Φ), sob a qual todos temos de nos inscrever, e que prescreve que é preciso entre tê-lo e sê-lo. A castração é isso. A negação da castração no travesti nos permite captar, por contraste, que no transexual a castração está foracluída, quer dizer, que nunca se inscreveu no programa.

O adulto transexual é, na maioria dos casos, um homem que espera, por meio do procedimento de transformação sexual, converter seu corpo masculino em corpo feminino. Tem a sensação – que frequentemente confina com a certeza – de que é essencialmente mulher embora em um corpo de homem. Faz tudo o que seja necessário para se fazer passar por uma mulher, porém, isso com frequência vai mais longe, faz todo o possível para organizar sua transição, sua transformação em mulher de modo irreversível. Nele não existe, portanto, essa oscilação entre o papel masculino e o feminino, como se observa no travesti. Outro ponto muito significativo é que seu órgão, o pênis, o importuna, quer se separar dele. A intervenção que deseja indica que, para ele, a castração não está no programa.

Proponho a vocês que estudemos um caso examinado pelo famoso Stoller, de quem já lhes falei, que nos anos 1960 trabalhava na Califórnia como médico psiquiatra, na chefia de um serviço de psiquiatria encarregado do estudo de redesignação sexual, o que lhe proporcionou a ocasião de compilar grande número de casos de transexualidade.

Stoller nos relata de forma detalhada o caso de um paciente de 19 anos que apresentava todos os sinais do que se chama "síndrome do testículo feminilizante" e que vinha se consultar com a ideia de poder mudar de sexo, porque desde os 17 anos já se fazia passar por uma mulher. Nessa síndrome, os testículos produzem estrógenos em tal quantidade que o feto, geneticamente masculino, não pode se masculinizar e desenvolve um aparelho genital feminino e caracteres sexuais femininos na puberdade. Esse paciente estava completamente feminizado em seus caracteres sexuais secundários, porém, era portador de um pênis de tamanho normal e de um par de testículos. Os resultados de um estudo histológico eram compatíveis com uma produção de estrógenos pelos testículos. Esse sujeito sempre quisera ser mulher e se sentia uma mulher, ainda que fosse plenamente consciente de que era anatomicamente um homem, sendo tratado por sua família e pela sociedade como um homem.

Ao não considerar sua demanda como a de um transexual, seus órgãos genitais foram transformados cirurgicamente. Extraiu-se o pênis e os testículos e foi fabricada uma vagina com a pele de seu pênis. Ele se casou e viveu plenamente como uma mulher. Uma vez que obteve o que queria, por ocasião de sua última consulta com Stoller, confessou-lhe sem rodeios, com a maior desenvoltura, que nunca havia tido problemas biológicos, mas que havia tomado estrógenos desde os 12 anos.

No momento em que começava a puberdade, sua voz começava a mudar e seu púbis se cobria de pelos, ela começou a roubar Stilbestrol de sua mãe, que o tomava em razão de uma histerectomia total. Mais adiante, ela mesma fazia as suas receitas contando para o farmacêutico que vinha buscar o hormônio para sua mãe e pagava com o dinheiro tirado da carteira dela. Continuou assim durante toda a sua adolescência e, como havia começado a tomar hormônio no momento adequado, havia conseguido evitar o desenvolvimento dos caracteres secundários que teriam se manifestado sob a ação dos andrógenos, induzindo, em seu lugar, o aparecimento dos caracteres sexuais produzidos pelos estrógenos.

92 QUARTA CONFERÊNCIA: 6 DE FEVEREIRO DE 2015

Esse sujeito, homem, segundo sua anatomia, conseguiu dessa forma se converter numa bela jovem com um pênis de tamanho normal e conseguiu com seu estratagema convencer um cirurgião que lhe extraiu esse molesto apêndice. Tratava-se, pois, de um caso de verdadeira transexualidade e não de uma síndrome do testículo feminizante.

O interesse dessa observação está no fato de que, depois da confissão, o sujeito se pôs a falar, verdadeiramente, com Stoller, e isso lhe permitiu também encontrar-se com a mãe. E o essencial da tese de Stoller foi construído em volta do interrogatório da mãe.

O paciente é o mais novo de uma irmandade de quatro filhos. A mãe teve duas filhas e depois, dois rapazes. Não havia nenhuma dúvida na mente de ninguém de que o recém-nascido era um menino e foi dado a ele um nome apropriado. Contudo, a mãe se lembra de que o menino, ainda que robusto, era doce e delicado de movimentos, e que o deixou ter o cabelo comprido durante dois anos porque o menino ficava muito bonito assim, parecia uma menina. Além disso, vestia-o como uma menina. O pai não se opôs a isso, e apenas quando ele tinha dois anos exigiu que lhe cortassem o cabelo, o que foi feito. Naquela época, o pai estava relativamente ausente (trabalhava à noite e dormia de dia) e sofria de narcolepsia, de forma que o menino somente via seu pai dormindo ou pronto para dormir. O pai morreu quando o menino tinha 9 anos. A mãe lembra que, desde os 2 até os 8 anos, ela jogava com seu filho, à noite, um jogo que ela chamara de "mãe galinha e bebê pintinho". Toda noite iam juntos para cama e a mãe se enroscava envolta dele e, assim fundidos nessa posição, adormeciam. O menino molhava a cama regularmente, porém, isso não fazia sua mãe mudar de ideia e continuava praticando esse ritual de adormecimento. Stoller concluiu que havia uma extensa simbiose entre o corpo da mãe e de seu filho, o que afiançava sua tese de transexualidade: "demasiado contato com o corpo da mãe durante demasiado tempo e um pai psicologicamente ausente que não interrompe o processo de feminização do filho".[15]

Stoller parece ter levado bem adiante suas investigações sobre a mãe de seu paciente transexual. Ela descreveu a si própria como um rapaz malogrado, com uma relação de rivalidade com os rapazes. Não tinha amigas, não tinha se interessado pelas bonecas, mas tinha gostos de menino sem, entretanto, duvidar de que era menina. Porém, tudo isso se arranjou na puberdade. Casou-se com o primeiro homem que a visitara com certa assiduidade. Dá a entender que a sexualidade nunca a interessou. Ainda que Stoller não evoque a psicose para sua paciente, vemos que nos descreve uma situação familiar em que a mãe tem dificuldade com sua feminilidade, portanto, com seu desejo, e em que o pai está fora do jogo, o que não permite ao menino que o tome como suporte para uma identificação simbólica.

Para retomar os termos de Lacan, podemos dizer que esse sujeito não pôde demandar ter o falo. Tinha o órgão, mas não o instrumento simbólico que teria permitido a ele fazer algo com isso para sua identificação sexual como menino. A ele apenas restava a solução de ser o falo, o objeto imaginário querido por sua mãe, com quem pôde se identificar durante um tempo, sem mediação, até que seu corpo, atingido pelo real na puberdade, ameaçou arruinar essa identificação. Felizmente para ele, esse sujeito tinha recursos para enganar o Outro e acabou por obter, pelo ato de um cirurgião, a mediação que lhe faltava para assegurar-lhe a identidade que havia elegido.

Deste estudo comparativo entre o travestismo e a transexualidade, podemos deduzir que em ambos os casos se dê prevalência

---

15 Stoller, R. J. (1994). *Sex and gender*. London: Karnac. p. 112.

94 QUARTA CONFERÊNCIA: 6 DE FEVEREIRO DE 2015

à identificação – querer ser – antes da eleição de objeto – querer tê-lo. Pois bem, no campo da identificação sexual, uma vez que somente se dispõe de um significante, querer ser se reduz forçosamente a querer ser o falo.

A criança neurótica comum, curvada como está pelo fato de ter o falo, não tem acesso à identificação do ser fálico, apenas lhe sobra a possibilidade de sonhá-lo, de fantasiá-lo. Em realidade, não se arrisca demasiadamente. É o mecanismo da homofobia comum.

O travesti pode gozar de se ver sendo o falo, sem deixar de gozar o fato de tê-lo, o que assinala o componente perverso de sua posição.

O transexual não goza por ter o falo, ele tem o órgão, e nada mais. Resta a ele a escolha de gozar sê-lo, numa espécie de identificação que, ao menos, é bem particular. Em primeiro lugar, porque é uma *auto*identificação e também porque não é um processo puramente significante, já que requer uma intervenção no real do corpo.

Do lado masculino, a identificação com o ser fálico implica identificar-se com uma mulher, porém, não com qualquer mulher, mas como Betty Boop ou Baby Doll. Isso nos permite compreender porque o travestismo e a transexualidade são principalmente masculinos.

A transexualidade atrai principalmente os homens. Poucas mulheres se interessam por ela. Algumas mulheres se travestem de homens, porém, não com fins de gozo perverso como se vê nos homens. Há um caso célebre porque deu origem a uma novela, *VS*, de Zsuzsa Rakovsky. Trata-se do caso da condessa húngara Sarolta Vay que foi julgada e encarcerada no final do século XIX, depois de ter sido descoberta travestida de homem, o que havia permitido que se casasse. Foi seu sogro quem, indignado, descobriu o embuste e a arrastou aos tribunais. De fato, essa mulher se travestia de homem para poder viver sua homossexualidade, coisa que na época não era nada habitual. Esse caso não tinha nada a ver com o caso do meu paciente que se travestia de mulher para gozar de si mesmo. Eleger o ser fálico era para ela muito natural, era sua maneira de se fazer de homem para abordar seu objeto, quer dizer, uma mulher.

Já podem ver que é possível ser homem e querer ser o falo, quer dizer, se fazer de mulher. Porém, da mesma forma, é possível ser uma mulher e querer se fazer de homem, quer dizer, ser também o falo. Lembrem-se desta frase de Lacan, à qual já fiz referência: "para os homens, a menina é o falo e é isso que os castra. Para as mulheres, o menino é a mesma coisa, o falo, e ele é também o que as castra".[16]

Com isso, podemos medir de onde vem a impossibilidade de escrever uma relação sexual coerente entre homem e mulher. Com efeito, o falo não é – como se poderia crer – o meio que faria um homem poder acoplar-se com uma mulher e vice-versa, sem equívoco. O falo é o que confunde as pistas e cria outra repartição que não se superpõe à de gênero; ou ser o falo, ou ter o falo.

Não há relação sexual, isto é, nenhuma lógica que possa assegurar que alguém é um verdadeiro homem ou uma verdadeira mulher, nem que possa dizer o que fazer enquanto tal. Porém, em lugar dessa relação que não existe, há uma lei sexual fundada no desejo e na proibição.

Disso resulta um fato clínico muito conhecido dos psicanalistas: a impotência masculina é tão mal tolerada tanto no homem como em sua parceira, "daí resulta que uma mulher só tem um testemunho de sua inserção na lei, daquilo que supre a relação,

---

16 Lacan, J. (2016), *op. cit.*, p. 33.

através do desejo do homem".[17] Por isso a angústia mobilizada na mulher pelo desaparecimento do desejo no parceiro. É uma angústia propriamente feminina que Freud havia apontado como o equivalente da angústia de castração no homem: a angústia pela perda do amor. Creio que não é tanto a perda do amor, mas sim a perda do desejo do Outro. O que eu sou então se ele não me deseja? O que se perde aí é o valor fálico.

Porém, do lado masculino, o fato de haver essa equivalência entre o falo e o gozo feminino tem outra ressonância: quando para o homem isso não funciona, quando o falo não se conjuga bem com o pênis, sempre pode supor que é por culpa da parceira que não sabe manejar seu instrumento. Em outras palavras, o homem sempre fantasia com a ideia, o mito, de certa mulher que seria a instrumentista ideal. Aquela que saberia ter o argumento ideal para dar à função fálica toda sua potência. Aquela que buscaria um gozo desafiando a lei da castração. No fantasma do homem, essa mulher ocupa o lugar de exceção: existiria uma que poderia superar a castração. Essa exceção vem curiosamente no lugar de outra exceção. Aquela que Freud designou com seu mito de *Totem e tabu*. O mito de um pai primitivo com o gozo desenfreado que teria gozado de todas as mulheres. Tinha de inventar esse lugar do pai primitivo e imaginar seu assassinato e, logo em seguida, sua incorporação simbólica para que os filhos desse pai primitivo se encontrassem com ele e pudessem se identificar com ele. Isso se põe em jogo para cada um, quer dizer, cada um necessita construir um mito e, concretamente, cada filho e cada filha atribuem a seu pai um lugar de exceção, porque é o desejo do pai pela mãe que faz a lei e proíbe o incesto com a mãe como objeto de gozo.

Lacan faz uma leitura um pouco crítica desse mito freudiano. Ele nos assinala que a extravagância dessa invenção afeta tanto o

---

17 *Op. cit.*, p. 65.

gozo de todas as mulheres como o estatuto desse pai primitivo. A necessidade de propor o assassinato desse pai primitivo recoloca que não há gozo possível de todas as mulheres. Esse matiz permite compreender que, quando a função da exceção do pai não está assegurada, não está reconhecida, assim o mito do gozo desenfreado da mulher vem em seu lugar.

Sobre aquele analisante do qual eu lhes havia falado, aquele que sofria de impotência sexual e descobriu que era incapaz de pedir amor a uma mulher, eu dizia que esse homem não havia atribuído a seu pai o lugar de exceção. Pois bem, imaginem que em seu lugar recorre a um mito, uma mulher mítica a que chama "a puta das putas", que poderia satisfazer suas fantasias mais obscenas, a única que poderia fazê-lo se encontrar com sua potência sexual.

A pergunta que fica sobre o falo é a seguinte: há um saber do instrumento que poderia se supor a uma mulher?

O homossexual masculino não faz essa suposição. Para ele, não existe ninguém melhor que um *alter ego* para poder tirar o melhor partido do instrumento. O homossexual somente investe numa mulher a título desse falo de exceção, o que não quer dizer que não possa amar uma mulher. Pode amá-la da forma do amor cortês, coisa que para algumas mulheres cai muito bem.

A identificação sexual, a eleição do sexo, mais exatamente, a eleição do gênero, é o complexo processo pelo qual cada um trata de inscrever-se em um discurso regido pela lei sexual. Deve-se ter em conta que essa lei é ditada pela cultura e não é imutável, mudou muito nos últimos tempos. Esse é um ponto sobre o qual nós não nos detemos muito quando refletimos sobre as dificuldades de convivência entre pessoas de distintas culturas, porém, é um verdadeiro problema que cria muita incompreensão e intolerância. O discurso que regula as relações entre homem e mulher não tem nada de universal, é a consequência da ausência de relação sexual.

Na prática, esse discurso se encontra dependente da cultura, o que implica na tradição, na moral, na religião, na ideologia.

A identificação sexual tem apenas um só significante em seu conjunto: o falo. E, como Lacan nos lembra, ele introduz uma repartição entre tê-lo e sê-lo. Por isso, deve-se distinguir duas formas de se gozar do falo: ou se goza por tê-lo ou por sê-lo. Não é de forma alguma a mesma coisa no que se refere a prestar serviço ao outro. Gozar de tê-lo conduz naturalmente à objeção a prestar serviço ao outro (gozar de um objeto é ter o direito de privar os outros dele), enquanto gozar de sê-lo dispõe, antes, a servir de instrumento para seu gozo.

O que caracteriza o lado feminino é que a eleição da identificação fálica é bastante natural. Porém, passar pela função fálica implica, desse lado, o gozo do ser. Gozar de estar identificado com o instrumento. Isso confere às mulheres certa dose de narcisismo que, por outra parte, os homens concedem completamente.

Porém, esse valor fálico de que uma mulher pode se orgulhar cai na dependência daquele que faz de homem. E está na natureza dos homens comprometer todo seu ser na função fálica. Embora uma mulher também possa se inscrever na função fálica, por natureza ela não compromete todo seu ser. O homem compromete nela (a função fálica) todo o seu ser. E, como é ele quem funda essa função fálica que atribui à mulher, logo se compreende "a exigência que 'a mulher' mostra é patente: que o homem seja todo para ela. ... Está na natureza de uma mulher ser ciumenta, na natureza de seu amor".[18] Felizmente, para ela e para seu parceiro há um limite para esse amor: "é 'não-toda' que ela ama: resta para ela uma ponta

---

18 Lacan, J. (1973-1974). Sessão de 11 de junho de 1974. In J. Lacan, *O seminário, livro 21: les non-dupes errent*, texto inédito. Tradução livre da edição staferla. Recuperado de http://staferla.free.fr/.

de seu gozo corporal".[19] Para ela, esse pedaço é o que faz limite, é um ponto de exceção, em primeiro lugar para o homem: não pode gozar de toda mulher. E, uma vez mais esse limite ressoa com o do mito daquele que teria gozado de todas as mulheres.

Porém, esse é um limite também para a mulher. Há um limite para aquilo que ela pode captar e dizer de seu gozo. O feminino é, então, o que faz limite para a função fálica. Uma vez mais espero tê-los feito entender que o gozo fálico não é de todo estranho para as mulheres, porém, deve ser esclarecido que as mulheres entram nele, mas não todas.[20]

---

19 *Op. cit.*

20 "*Les femmes n'y rentrent pas toutes*", joga-se aqui com o equívoco "as mulheres não entram nele não todas" e "as mulheres entram nele não todas". [N.T.]

Quinta conferência: 13 de março de 2015

Hoje me proponho a mostrar a vocês como Lacan leu Freud no que refere à questão da identificação histérica. Lembro a vocês que, para Freud, a identificação é uma espécie de regressão com relação à eleição amorosa. Na escolha amorosa, elege-se um objeto que se quer ter. Na maioria dos casos, por exemplo, um homem elege uma mulher como objeto e essa escolha se origina do fato de que, primitivamente, a criança aspira ter sua mãe como objeto de amor.

Porém, pode ocorrer que o menino, diante da impossibilidade de fazer de sua mãe o objeto de seu amor, para tê-lo, vai escolher, de forma regressiva, ser esse objeto que não pode ter. Isso com frequência o expõe à homossexualidade. Quer, então, ser a mãe que não pode ter, feminiza-se e busca outro jovem com o qual trata de reviver a relação mãe-filho, cujo luto ele não fez. No caso de escolher ser esse objeto que não se pode ter, Freud considera essa escolha de identificação como uma regressão com relação ao objeto de amor. Isso porque para ele a primeira forma de amar é uma identificação. Em princípio, a identificação é querer incorporar, querer apropriar-se das qualidades do objeto amado. Mais adiante, com a introdução da triangulação edípica, a criança, por exemplo, a menina, para obter o amor do pai de quem ela fez seu objeto, busca identificar-se com sua mãe para obter esse amor do pai. Essa identificação não é regressiva, a menina não se identifica com a mãe porque a ama, mas sim porque é sua rival.

Podem ver que, nos dois casos, a identificação não se faz com um personagem ao qual se é indiferente, mas antes se faz com um personagem ao qual se está ligado por uma relação de amor, direta ou indiretamente, como na escolha que se inscreve na triangulação edípica.

Pois bem, Freud aporta, pela patologia histérica, uma terceira forma de identificação na qual o laço identificatório não descansa em uma relação objetal com a pessoa copiada [*copiée*]. Quando, por exemplo, Freud nos diz:

> *uma das garotas de um pensionato recebe carta de alguém que ama secretamente, uma carta que lhe desperta ciúme, e à qual ela reage com um ataque histérico, algumas de suas amigas que souberem do que se trata pegarão esse ataque, como dizemos, por via da infecção psíquica. O mecanismo é aquele da identificação baseada em querer ou poder colocar-se na mesma situação. As outras também gostariam de ter um amor secreto, e sob o influxo da consciência de culpa também aceitam o sofrimento que ele envolve. Seria incorreto afirmar que se apropriam do sintoma por compaixão. Pelo contrário, a compaixão surge somente a partir da identificação, e a prova disso é que tal infecção ou imitação acontece também em circunstâncias nas quais se supõe uma simpatia preexistente ainda*

menor do que é habitual entre amigas de um pensio-nato. Um Eu percebeu no outro uma analogia signifi-cativa em certo ponto – em nosso exemplo, na mesma disposição afetiva –, constrói-se uma identificação nesse ponto, e sob influência da situação patogênica essa identificação se desloca para o sintoma que o Eu produziu. A identificação através do sintoma vem a ser, desse modo, o indício de um local de coincidência dos dois Eus, que deve permanecer reprimido.[1]

Nesse texto de Freud, temos de destacar dois pontos. O primeiro ponto é que nessa identificação histérica é o corpo que se expressa mediante o sintoma e que diz algo que o sujeito não poderia dizer, porque é um sentimento reprimido. O segundo ponto é a preocupação de Freud em distinguir essa identificação pelo sintoma da compaixão. A compaixão, diz ele, nada mais é que a consequência da identificação, não o seu mecanismo.

Lacan tem uma fórmula simples e eficaz para resumir o princípio da identificação histérica localizada por Freud: diz que a histérica se identifica com um ponto do desejo do Outro. O desejo do Outro é o que o sujeito histérico busca permanentemente e o que o orienta em seu próprio desejo.

Para estudar essa questão da identificação com o desejo do Outro, vou me referir a uma análise de Freud, mais precisamente, à análise de um sonho de um de seus pacientes que se tornou célebre porque Lacan falou dele em diversas ocasiões. É o sonho da *bela*

---

1   Freud, S. (2011b). Psicologia das massas e análise do Eu e outros textos (1920-1923). In S. Freud, *Obras completas* (Vol. 15, p. 64, P. C. de Souza, trad.). São Paulo: Companhia das Letras. Publicado originalmente em 1921.

104 QUINTA CONFERÊNCIA: 13 DE MARÇO DE 2015

açougueira. Vocês podem encontrar esse sonho no *Traumdeutung*, "A interpretação dos sonhos", no capítulo IV.

Primeiro há de se situar o contexto. Freud deu a uma de suas pacientes uma chave para interpretar seus sonhos, dizendo que todos os sonhos são realização de desejos. Pois bem, essa paciente, a famosa bela açougueira, como boa histérica, vem um dia e lhe traz um sonho que parece contradizer sua fórmula.

> *"O senhor sempre diz que o sonho é um desejo realizado", começa uma paciente espirituosa. "Quero lhe contar um sonho cujo conteúdo, pelo contrário, mostra que um desejo não é realizado." O conteúdo do sonho é o seguinte: "Quero oferecer um jantar, mas a única coisa que tenho na despensa é um pouco de salmão defumado. Penso em fazer compras, mas me lembro que é domingo à tarde, quando todas as lojas estão fechadas. Quero telefonar para alguns entregadores, mas o telefone está com defeito. E assim preciso renunciar ao desejo de oferecer um jantar."[2]*

Freud lhe responde que efetivamente, a princípio, esse sonho parece expressar o contrário da realização de um desejo, porém, acrescenta que devemos examiná-lo mais de perto e analisá-lo. Pois bem, para interpretar um sonho, é necessário localizar o conteúdo latente dos pensamentos do sonho, quer dizer, as cadeias associativas com base nas quais se formou o conteúdo manifesto por condensação. E lembra a ela que um sonho se elabora geralmente

---

2 Freud, S. (2017). *A interpretação dos sonhos* (p. 168) (Vol. 1, R. Zwig, trad.). Porto Alegre, RS: L&PM. Publicado originalmente em 1901.

dos elementos significantes dados na vigília, os chamados restos diurnos.

Isso é, portanto, o que emana das associações feitas pela paciente com base nos elementos encontrados nos dias precedentes.

O marido da paciente, um açougueiro competente e honesto, havia lhe dito no dia anterior que estava ficando muito gordo e por isso queria começar uma dieta de emagrecimento. Ele vai levantar cedo, fazer exercícios, manter uma dieta rigorosa e sobretudo não aceitará mais convites para jantar. Rindo, ela continuou contando que, no restaurante que sempre frequenta, ele conheceu um pintor que queria retratá-lo a todo custo, pois nunca tinha encontrado uma cabeça tão expressiva. Porém, com seu jeito grosseiro, seu marido respondeu que agradecia e que estava plenamente convencido de que o pintor preferiria uma parte do traseiro de uma garota ao seu rosto inteiro. Ela diz que agora está muito apaixonada pelo marido e que faz gracejos com ele. Ela também pediu a ele para não lhe dar caviar. O que significa isso?

Fazia tempo que ela desejava comer um pão com caviar todas as manhãs, mas não se permitia esse gasto. Naturalmente, ela receberia de imediato o caviar de seu marido se lhe pedisse. Mas, ao contrário, ela lhe pediu para não lhe dar caviar para que possa fazer gracejos com ele por mais tempo.

. . . Percebo [diz Freud] que ela é obrigada a arranjar um desejo insatisfeito em sua vida. Seu sonho também

> *mostra que o desejo não é realizado. Mas para que ela precisa de um desejo não realizado?*[3]

Até esse momento, nada está muito claro nesse sonho, e Freud insiste com sua paciente para que ela diga todos os pensamentos que lhe ocorrerem.

> *Depois de uma breve pausa, como corresponde precisamente à superação de uma resistência, ela também conta que no dia anterior visitou uma amiga da qual no fundo sente ciúmes porque seu marido sempre faz grandes elogios à essa mulher. Por sorte, essa amiga é bastante franzina e magra, e seu marido é um apreciador das formas opulentas. E do que fala essa amiga magra? Naturalmente, de seu desejo de ficar um pouco mais corpulenta. Ela também lhe perguntou: "Quando você vai nos convidar outra vez? Sempre comemos tão bem na sua casa". Agora o sentido do sonho está claro. Posso dizer à paciente: "É como se, quando interrogada, a senhora tivesse pensado: Ora, é claro que vou convidá-la para se empanturrar em minha casa, ficar cheia e agradar ainda mais ao meu marido! Prefiro não oferecer mais jantar algum". Então o sonho lhe diz que a senhora não pode dar um jantar, cumprindo assim o seu desejo de não ajudar em nada no arredondamento das formas de sua amiga. O fato de que se possa engordar com a comida oferecida nas festas lhe é indicado pela intenção de seu marido de não aceitar mais convites para jantar no interesse de seu emagrecimen-*

---

3 *Op. cit.*, pp. 168-169.

to". Agora falta apenas alguma coincidência que confirme a solução. O salmão defumado do conteúdo onírico ainda não foi explicado. "Como foi que a senhora chegou ao salmão que é mencionado no sonho?" "Salmão defumando é o prato preferido dessa minha amiga", responde ela. Por acaso também conheço essa senhora e posso confirmar que ela não se permite o salmão da mesma forma que minha paciente não se permite o caviar.[4]

Freud acrescenta outra perspectiva a essa interpretação do sonho, é uma interpretação que nos leva à identificação. Esse sonho da paciente de Freud indica que ela deseja que um de seus sonhos não se realize: gosta de caviar, poderia obtê-lo facilmente, mas prefere que esse desejo se mantenha insatisfeito. O ponto de identificação com a amiga se refere ao fato de que ela mantém também um desejo insatisfeito com relação ao salmão. Pois bem, a amiga havia expressado um desejo, o de engordar. Bem, não nos surpreenderia, escreve Freud:

> *se nossa paciente tivesse sonhado que o desejo da amiga não se realizara. Pois é seu desejo que um desejo da amiga – o de aumentar de peso – não se realize. Mas, em vez disso, ela sonha que um de seus próprios desejos não se realiza. O sonho recebe uma nova interpretação caso ela não se refira nele a si mesma, mas à amiga, ou, como podemos dizer, se* identificado *com ela.*[5]

---

4 *Op. cit.*, pp. 169-170.
5 *Op. cit.*, p. 170.

O ponto em que pode se identificar com a amiga é o desejo insatisfeito. Nesse sonho, o desejo insatisfeito está em toda parte. Desejo insatisfeito da amiga que gosta de salmão defumado, mas não o come; desejo insatisfeito do marido açougueiro que gosta das mulheres com "carne", mas se sente atraído pela amiga de sua mulher, um tanto magra; e, certamente, o desejo insatisfeito da espirituosa açougueira que queria caviar, mas pede a seu marido que não o compre. Podemos acrescentar também que a paciente sonha que priva Freud da satisfação de poder confirmar sua teoria do sonho como satisfação de um desejo. Porém, ela não conhece bem Freud, que encontra o modo de mostrar a ela a farsa, indicando-lhe que seu sonho realiza um de seus desejos mais certos: ter um desejo insatisfeito.

Somente podemos compreender essa possibilidade do desejo de desejo insatisfeito se medirmos a distância entre o que se demanda e o que se deseja. A histérica sublinha perfeitamente essa diferença. O que a paciente de Freud demanda a seu marido açougueiro não é que satisfaça seu desejo. É completamente o contrário. Compreendemos isso claramente se nos damos conta de que aquilo que ela demanda é ser amada. O que demanda essa paciente tão prendada a seu marido? Amor. O que ela deseja? Caviar, mas pede que não se dê isso a ela.

Lacan formula assim esse paradoxo:

> *A questão, justamente, é saber por que, para que uma histérica mantenha um relacionamento amoroso que a satisfaça, é necessário, primeiramente, que ela deseje outra coisa, e o caviar não tem aqui outro papel senão o de ser outra coisa, e, em segundo lugar, que para que essa outra coisa desempenhe bem a função que tem a*

missão de desempenhar, ela justamente não lhe seja dada.[6]

O que Freud sublinha é que sua paciente "quer que o marido não lhe dê caviar, para que eles possam continuar a se amar loucamente, isto é, a implicar um com outro, a se atazanar a perder de vista".[7]

O que o sonho da espirituosa açougueira revela é alguma coisa na qual qualquer um, por pouco neurótico que seja, pode encontrar-se. Porque essa insatisfação do desejo se apoia numa estrutura, responde a uma necessidade que a histérica nos demonstra.

O que é ser histérico? É estar particularmente alienado aos significantes do Outro. Não deem a um sujeito histérico a bula de um medicamento que ele deve tomar. Logo ele terá todos os sinais descritos nos efeitos colaterais. Não por acaso, Charcot utilizava a hipnose, pois o sujeito histérico é, muito a seu pesar, particularmente dócil aos enunciados do Outro. Em outras palavras, o sujeito histérico está tão aberto à sugestão do Outro que se acha de alguma forma sob a ameaça de desaparecer da sua posição de sujeito. "Se é necessário ao sujeito criar para si um desejo insatisfeito, é por ser essa a condição para que se constitua para ele um Outro real."[8] Quer dizer, um Outro verdadeiramente outro, e não essa instância com a qual a histérica se confunde numa satisfação recíproca da demanda, o que vai conferir à fala do Outro o poder de capturar por inteiro o desejo do sujeito.

Vocês compreendem agora porque a espirituosa açougueira tem necessidade de desejar o caviar que não será dado a ela: para

---

6 Lacan, J. (1999). *O seminário, livro 5: as formações do inconsciente* (p. 367). Rio de Janeiro: Zahar. Publicado originalmente em 1957-1958.

7 *Op. cit.*, p. 376.

8 *Op. cit.*, p. 377.

não se arriscar a desaparecer em uma relação de satisfação completa e recíproca com seu Outro. Utiliza seu sonho para assegurar-se, identificando-se com a amiga um tanto magra que mantém a insatisfação, quer dizer, o desejo de seu marido. Em primeiro lugar, não vai convidá-la para jantar para não dar a ela a ocasião de engordar e satisfazer o glutão do seu marido, a quem somente satisfaria um pouco. Em segundo lugar, priva a sua amiga do salmão, assim como ela própria se priva do caviar. Destaca dessa forma a função do desejo insatisfeito para além de toda demanda.

Se o sujeito histérico tem a absoluta necessidade de destacar a distância entre desejo e demanda, acentuando a função do desejo recusado, ele não é o único a padecer as consequências dessa distância. O mesmo ocorre a todo mundo, e Lacan adverte: por não saber disso, o analista pensa poder ou dever responder à demanda de seu analisante, se arrisca a torná-lo completamente histérico, o que não é o objetivo de uma análise.

Para avançar mais na elucidação dos paradoxos do desejo, é importante saber distinguir três níveis essenciais e compreender a relação entre eles.

O primeiro nível é o da necessidade: há necessidades fundamentais com objetos perfeitamente definidos – necessidade de beber, de comer, de excretar, de dormir... Dadas as condições de nascimento da cria do homem, o lactante está em uma completa dependência de seu Outro primordial, não pode encontrar por si mesmo o objeto de sua necessidade, deve passar pelo Outro. Quer dizer que deve converter sua necessidade em demanda utilizando os significantes da demanda que o Outro lhe ensina.

Desde o momento em que se instala, a demanda é rapidamente recíproca: a mãe pede à criança que se deixe alimentar, depois, que saiba esperar, diferir a satisfação, depois, que seja limpo. Porém, a criança também pede e joga com a demanda daquele ou daquela que se ocupa dela, recusando-se mais ou menos a atender tal pessoa. Porém, o que ocorre nesse registro da demanda ocorre na fala, isto é, os objetos são essencialmente significantes. Se nesse nível da demanda a criança se satisfaz completamente e satisfaz completamente seu Outro, estaria se arriscando a ser reduzida a uma marionete de seu Outro, e colocar esse Outro no mesmo estado de completa servidão.

Felizmente, é aí que intervém o nível do desejo. O desejo se origina pelo fato de que toda a necessidade do sujeito não pode se satisfazer no nível da demanda, que deve tomar emprestado o circuito do significante instaurado pelo Outro. Por isso, habitualmente, a satisfação da demanda deixa sempre a desejar. Isso deixa um lugar para o desejo. O desejo encontra seu lugar na brecha que existe entre a satisfação da demanda e a satisfação da necessidade.

O registro da demanda implica necessidades, as do significante, as da fala, não se pode pedir qualquer coisa, de qualquer modo. Por isso a demanda "desvia, modifica, transpõe a necessidade. Há, pois, a possibilidade de um resíduo".[9] Será esse resíduo que vai ter sua função mais além da demanda, quer dizer, no nível do desejo.

Lacan nos faz reparar que: "A demanda tem um certo efeito nas necessidades, mas ela tem, por outro lado, suas características próprias".[10] Essas características próprias são o que deve dirigir-se ao Outro, esteja presente ou ausente, e implica também que este Outro possa responder ou não. Essa é a dialética da frustração, uma etapa fundamental na relação do lactante com sua mãe. Mesmo correndo risco de repetir-me, vou voltar por um momento a esta etapa decisiva.

---

9 *Op. cit.*, p. 393.
10 *Op. cit.*, p. 394.

112 QUINTA CONFERÊNCIA: 13 DE MARÇO DE 2015

Quando o lactante tem fome, grita e sua mãe interpreta, "tem fome", e o alimenta. Com seus gritos, a criança chama sua mãe e a mãe vem. Podemos imaginar com isso que o lactante experimenta assim que com seus gritos faz aparecer a sua mãe, que nada mais é que a prolongação de si mesmo. A mãe não se faz verdadeiramente Outra até o momento em que não responde necessariamente ao apelo, pois, quando responde sua presença tem um valor, uma significação, sua resposta é o testemunho de seu amor. O objeto oral muda, então, de valor, já não é apenas objeto da necessidade, torna-se signo do amor da mãe, a partir do momento em que ela pode ou não dar. Lembrem que quando a mãe dá o signo de seu amor, ela o faz às custas da satisfação com o objeto da necessidade. "Dar seu amor é dar nada daquilo que se tem."[11] Pois lembro a vocês a fórmula inesquecível de Lacan: "amar é dar o que não se tem".

Se a frustração introduzida pela mãe instaura essa significação de amor em sua resposta aos gritos da criança, então, em retorno, toda demanda da criança adquire a significação de ser uma demanda de amor. A demanda de amor se separa completamente da satisfação da necessidade porque, quando o sujeito pede um signo de amor, não está pedindo nenhum objeto para sua satisfação.

O amor é uma significação, não um objeto.

Isso é o que os sujeitos bulímicos ou os sujeitos alcoólicos não querem saber. Querem se satisfazer com o objeto de sua adição oral para não ter de pedir amor. De fato, o desejo é complicado para eles. Poderíamos pensar que, como estão numa problemática oral, são muito dependentes do Outro. Não é que isso seja falso, porém, precisamente nessa dependência, arriscam-se a desaparecer, a asfixiar-se. Portanto, deve-se compreender que para eles o objeto oral não pode ser mais que o suporte de um desejo de

---

11 *"Donner son amour, c'est donner rien de ce qu'on a"*, no original, em francês. [N.T.]

separação. O sujeito bulímico come às escondidas, o verdadeiro alcoólico só bebe às escondidas. Em outras palavras, o objeto de sua adição os separa do Outro.

Se o registro da necessidade nada tem a ver com o Outro, em vez disso, a instauração do registro da demanda aliena o sujeito ao Outro. Se essa alienação se fizesse sem resto, sem resíduo, o sujeito se perderia no Outro. Porém, existe um mais além da demanda em que o Outro perde sua prevalência e o resíduo da necessidade vai ocupar o primeiro lugar. Isso é o que dá ao desejo seu caráter incondicional. O desejo separa o sujeito do Outro

> *por ser uma exigência na qual o Outro não tem que responder sim ou não.*
>
> *Ele é a margem, o resultado da subtração, por assim dizer, da exigência da necessidade em relação à demanda de amor. Inversamente, o desejo apresenta-se como aquilo que, na demanda de amor, é rebelde a qualquer redução a uma necessidade, porque, na realidade, não satisfaz a nada senão ele mesmo, ou seja, ao desejo como condição absoluta.*[12]

Esse enunciado de Lacan aponta para um desejo ideal, um desejo não dificultado pela demanda do Outro. Em realidade, não é isso que observamos porque, na maioria, somos todos neuróticos e, como tal, confundimos nosso desejo com a demanda do Outro. E quando se trata da neurose histérica, o sujeito – vimos isso com a mulher do açougueiro – se identifica com o outro desejante, quer dizer, identifica seu desejo com o desejo do Outro. Isso é o que faz que o sujeito histérico viva frequentemente o desejo por

---

12 *Op. cit.*, p. 395.

procuração. É a boa companheira, com frequência na posição de confidente, que dá conselhos, indica rapazes ou mesmo orquestra os encontros para a outra. Para voltar uma última vez à nossa espirituosa açougueira, poderíamos dizer que, em seu sonho, ela joga com o desejo de seu marido e de sua amiga, cujo encontro ela poderia orquestrar com conhecimento de causa. Porém, o que pede em seu sonho é que isso não seja possível. Lacan assinala que nesse sonho da paciente de Freud a demanda está em toda parte.

> *Se o sonho se produziu, foi porque uma amiga pediu à paciente para jantar na casa dela. No próprio sonho, a demanda está presente de forma mais clara. A paciente sabe que nesse dia está tudo está fechado, que não poderá suprir sua insuficiência de mantimentos para fazer frente ao jantar que tem de oferecer.*[13]

Isso chega até o ponto em que tenta telefonar, mas a linha está com problema.

Evidentemente, isso lhes é familiar, pois todos conhecem esse tipo de sonho em que tudo se interpõe no caminho. Querem dirigir-se a um lugar, sair de viagem, porém não encontram a roupa adequada, não encontram sua bagagem, perderam o passaporte, não reconhecem o caminho da estação ou do aeroporto. Enfim, há algo que se repete de forma odiosa: a falha. Algo falha para impedir que alcancem seu objetivo. Pois bem, isso que se repete e os deixa sempre insatisfeitos nada mais é que a estrutura fundamental da demanda. A demanda que, repito, é uma transposição da necessidade pelo fato de passar pelos significantes do Outro não pode

---

13 *Op. cit.*, p. 387.

deixar de ser satisfeita como a necessidade poderia. A satisfação da demanda deixa a desejar.

Para que posamos apreender essa articulação complexa entre demanda e desejo, Lacan serviu-se de um modelo topológico que pensei em tornar familiar a vocês, ainda que possa atrair uma reflexão do estilo que escutei na vez passada: "Ao fim e ao cabo, para que serve tudo isso?". Eu também posso perguntar-lhes de que lhes serve vir aqui para me escutar. O certo é que não posso responder no lugar de vocês. Porém, além de tudo isso, julgar os atos somente por suas consequências presumidamente benéficas, juntar o útil ao benéfico, pode cair num sistema filosófico não muito interessante que se chama *utilitarismo* (tudo o que é útil é bom), cujo promotor foi um inglês do século XVIII, um tal Jeremy Bentham.

O certo é que para o utilitarismo a psicanálise teria ido parar na seção dos acessórios, como a filosofia, a literatura ou a arte em geral.

Uma vez tomada essa precaução, posso superar minhas reticências e seguir minha primeira intenção, introduzindo vocês a uma superfície muito particular que apenas lhes serve para adquirir um pouco de saber. Evidentemente, pode retornar a pergunta persistente: "Para que serve saber?". Pois bem, para nada mais do que ir contra a paixão pelo comum, paixão mais compartilhada pelos *trumains*:[14] a paixão da ignorância.

Então, vamos a esse modelo topológico que pensei que devia mostrar a vocês. É uma superfície muito particular engendrada pela rotação de um círculo ao redor de uma reta situada em seu plano e que não passa pelo seu centro. Quer dizer que o centro dessa superfície lhe é exterior. Nisso, essa figura difere da esfera que engloba seu centro. A esfera é uma figura muito homogênea e

---

14 Ver nota 1 da primeira conferência, na página 17. [N.T.]

muito reconfortante. Serve de modelo para a constituição da unidade. Concebe-se essa unidade como uma esfera na qual todos os pontos de sua superfície estão à mesma distância do centro.

Talvez saibam que, na Antiguidade grega, Aristófanes havia inventado um mito de seres primitivos andrógenos que eram onipotentes e que os deuses – que se sentiam ameaçados por esses seres – os partiram em dois para debilitá-los. Daí a ideia de que cada um está condenado a buscar sua metade. Pois bem, Aristófanes imaginou esses seres míticos como esféricos.

A esfera serve também de modelo para o grupo humano. O grupo é um espaço que engloba um dentro e um fora.

Nada é mais tranquilizador e confortável do que fazer parte de um grupo. Se alguém quer pertencer a um grupo é porque tem necessidade de identificar-se, quer poder estar entre seus membros, não quer ficar sozinho do lado de fora.

O modelo da esfera é muito adequado para o grupo. Por outro lado, falamos habitualmente em círculo para designar tal ou qual grupo. A esfera é um espaço homogêneo e hermético, seu princípio se encontra em seu interior, em seu centro.

Com relação ao grupo humano, o centro é um significante ideal que serve de superego coletivo. Com todos os paradoxos que isso implica, porque se pode fazer grupo contra. Vivemos um exemplo manifesto disso em janeiro passado quando, repentinamente, a França se colocou em uníssono com um *slogan* que fazia crer que éramos todos os mesmos, todos *Charlie*. De onde vinha essa bela unidade senão de um inimigo comum: o islamismo radical que arma três atiradores a cegas. Pois bem, deve-se reconhecer que esses três anjos da morte fizeram mais pela unidade da França do que qualquer de nossos grandes heróis nacionais.

Esse paradoxo da unidade contra, não "todos por um", mas sim "todos contra um", nos interessa particularmente porque ilustra a debilidade da metáfora da esfera como estrutura de grupo. Se o grupo mais consistente se forma contra um elemento que se encontra no exterior, é porque o centro dessa esfera é exterior a ele: o que corresponde à estrutura do *toro* e não à da esfera.

Além da particularidade de seu centro exterior, o *toro* é interessante também na medida em que isola dois espaços distintos: o vazio assimilável a uma câmara de ar, chamado "alma", e o furo central ao redor do qual se enrola a câmara de ar, chamado "eixo". Portanto, existem dois círculos destacáveis nesta superfície: o círculo que cinge a alma e o círculo que cinge o eixo.

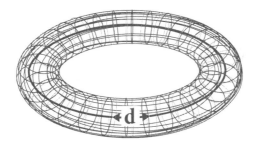

Lacan relaciona o círculo que gira ao redor do vazio da câmara de ar, a alma, ao percurso da demanda. A imagem é bela, efetivamente, para mostrar que a demanda gira em torno de um vazio, não obtém nenhum objeto. E, como se repete, pode-se fazer que ela figure sobre a superfície do *toro* como uma espiral, quer dizer, como um ciclo que na verdade nunca se fecha. "Simplesmente, para que a demanda seja demanda, a saber, que ela se repita como significante, é preciso que ela seja decepcionada. Se não o fosse, não existiria suporte para a demanda."[15]

---

15 Lacan, J. (2003a). *O seminário, livro 9: a identificação* (p. 325). Edição do Centro de Estudos Freudianos de Recife. Publicado originalmente em 1961-1962.

Porém, esse vazio no qual a demanda dá voltas é diferente do outro vazio que centraliza o *toro*, o chamado "eixo". Esse outro vazio Lacan chama "o nada fundamental".[16] Contudo, há uma relação entre esses dois furos. Efetivamente, por repetir-se, as espirais da demanda acabam dando a volta no furo central, a volta do eixo.

Imaginem o sujeito neurótico percorrendo, como uma formiga, a superfície do *toro* e descrevendo esse caminho em espiral. Totalmente ocupado em dar a volta em sua demanda, não vê que vai avançando e, ao concluir seu percurso e após passar novamente pelo seu ponto de partida, pode ter contado o número de voltas que fez, porém, há uma volta que não vê que faz: a volta do eixo do *toro*.

Pois bem, Lacan se apoia nessa volta que não se pode contar, essa volta que escapa à conta, para ilustrar a estrutura do desejo e sua relação com a estrutura da demanda.

O vazio que a demanda abraça não é, portanto, o nada que o desejo circunda. E só pelo fato de se repetir a demanda acaba por desenhar os contornos do objeto causa do desejo.

Compreendam bem que o sujeito, tomado nas voltas de sua demanda, não tem nenhuma ideia do percurso que desenham. Somente se dá conta da causa de seu desejo. Retomando a metáfora da formiga dando suas voltas, não é a mesma formiga que pode ter a dimensão da volta que acaba de dar, mas apenas um observador situado no centro que pode vê-la girar ao seu redor. Quer dizer que essa dimensão do desejo somente pode ser localizada por intermédio do Outro.

---

16 *Op. cit.*, p. 353.

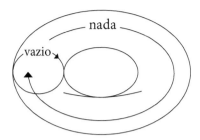

Partindo dessa distinção fundamental entre o círculo da demanda e o círculo do desejo, podemos imaginar a concatenação dos dois *toros* em que o círculo da demanda de um seria o círculo do desejo para o Outro. Essa é uma transcrição perfeitamente factível no terreno da topologia: a partir de um *toro*, podem ser imaginadas as coordenadas de seu *toro* complementar.

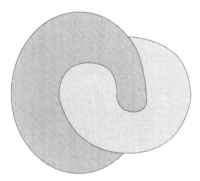

Vejam que o círculo da demanda do sujeito corresponde ao círculo do desejo, quer dizer, ao contorno do objeto *a*, assim como o contorno do objeto *a* do sujeito se torna círculo da demanda do Outro.

Essa relação de inversão dos dois *toros*, um dos quais representaria o sujeito e o outro representaria o Outro, oferece-nos uma imagem bastante interessante do sujeito com o Outro na neurose. "O que o neurótico visa, como objeto, é a demanda do Outro; o que o neurótico demanda, quando demanda apreender *a*, o inapreensível objeto de seu desejo, é *a*, o objeto do Outro."[17]

O acento é colocado de modo diferente segundo as duas vertentes da neurose.

A histérica põe o acento no objeto, quer dizer, no desejo do Outro e demanda por esse Outro que deseje. É o que vemos com a espirituosa açougueira, ela pede a seu marido que deseje. O que ela ama é o desejo do Outro, que ele a deseje é o melhor, porém, que deseje a outra também pode ser conveniente. Essa é a função da outra mulher que sempre vemos na cena da histérica. Muito frequentemente, ela se queixa disso, está ciumenta, mas não vê até que ponto está implicada nisso; e não é estranho o fato de que ela mesma tenha apresentado essa outra mulher a seu companheiro. Essa outra mulher tem a função de animar o desejo de seu companheiro porque é assim que ela o ama, pede a ele que deseje.

Para o obsessivo, o acento está colocado, pelo contrário, na demanda do Outro tomado como objeto de seu desejo. O que o obsessivo teme é o desejo do Outro. Não é necessário que o Outro deseje, porque isso angustia o obsessivo. Para não se encontrar com o desejo do Outro, é preciso se limitar à sua demanda, deve tratar de satisfazer a sua demanda. É por isso que o obsessivo se mantém sempre mais ou menos "firme", sempre "às ordens". Não satisfazer a demanda do Outro o angustia. Lembro-me de um rapaz que veio me ver acompanhado pelo pai, que se ocupava muito dele. Ele o fazia trabalhar, era o treinador de sua equipe de futebol. Esse pai se desconsolava porque, apesar dos esforços que fazia para preparar seus filhos para os exames, o dia do exame era sempre um

---

17 *Op. cit.*, p. 356.

desastre. Eu me dei conta de que, na realidade, o menino ficava tão perturbado cada vez que o professor fazia uma pergunta, que se precipitava em responder qualquer coisa, *a priori*, alguma bobagem. Um dia, trouxe um sonho em que seu pai ficou bravo com ele e o fez comer cocô de cachorro.

Esse sonho me chamou a atenção porque é emblemático da posição do obsessivo. Apresenta-se como a realização de uma fantasia sádica, coisa bastante frequente nessa neurose. Seu paradigma foi o primeiro caso de neurose obsessiva analisado. Talvez vocês já tenham ouvido falar de "O homem dos ratos". Freud lhe deu esse nome por causa de uma fantasia desse tipo revelada pelo efeito que teve no paciente o relato de um capitão sádico que havia contado sobre um suplício com o qual torturava os prisioneiros, introduzindo um rato em seus ânus. Isso havia produzido tal efeito nele que Freud compreendeu que aí estava seu gozo.

Na realidade, o obsessivo não é sádico, antes tem um aspecto contrário, pode passar por um bom samaritano, sua oblatividade é característica. Porém, por trás dessa caridade, há uma fantasia sádica que assoma e que angustia o obsessivo.

No sonho do meu jovem paciente, é o pai quem representa o agente dessa fantasia sádica, o que mostra claramente que o filho não pode se reconhecer, ele mesmo, nessa posição. Porém, não é muito difícil que o reconheça nesse ato de querer fazer que o Outro engula qualquer besteira para responder à sua demanda. Quando damos ao Outro aquilo que ele demanda, sempre damos merda.

De fato, o que dá à fantasia do obsessivo essa coloração sádica é que o obsessivo aponta para a destruição do desejo do Outro, e uma de suas estratégias para fazer isso consiste em esforçar-se para responder a sua demanda para que não apareça seu desejo. Porém, alguns podem adotar estratégia aparentemente contrária: esforçar-se em não responder à demanda para que o Outro se veja

122 QUINTA CONFERÊNCIA: 13 DE MARÇO DE 2015

obrigado a reiterar isso permanentemente. É algo que Jacques Prévert devia conhecer bem quando dava este conselho: "Se alguém lhe diz 'eu me mato repetindo isso para você', deixe-o morrer". Essas palavras de Prévert resumem melhor que as minhas a estratégia do obsessivo. Tal estratégia condensa sua posição diante da demanda do Outro e de seu desejo de morte com relação ao desejo do Outro.

Sexta conferência: 10 de abril de 2015

Para finalizar o tema do qual nos ocupamos este ano, proponho-me a examinar hoje com vocês os problemas que a identificação coloca para o sujeito psicótico. Está claro que o sujeito psicótico tem problemas com seus semelhantes. Isso pode se manifestar sob várias formas. Pode acontecer que lhe custe reconhecer uma identidade distinta da sua, que pense que todos são como ele, e isso dá lugar ao fenômeno bem conhecido da projeção paranoica – de fato, a dita projeção paranoica nada mais é que uma identificação. O paranoico identifica seus semelhantes com ele, atribui a eles todas as más intenções que, de fato, são suas. Ou, ao contrário, o psicótico não se identifica em absoluto com seus semelhantes que, para ele, são como marcianos, quando não são mortos-vivos, como observamos na esquizofrenia. Certamente, tudo isso é muito difícil para ele porque não pode se identificar. Todos nós precisamos nos identificar. Sem identificação, a vida em sociedade é insuportável.

O processo começa muito cedo na criança, é o que descrevemos como o estágio do espelho. A primeira ideia que fazemos disso que somos é dada pela imagem, a imagem do espelho, e ela somente vale por ser autentificada pelo Outro, pois há de ser validada por uma instância simbólica. O espelho não basta. Essa relação entre a imagem do espelho e o Outro simbólico Lacan descreveu muito bem em um esquema que já lhes apresentei. Trata-se de um esquema com quatro lugares: o sujeito enquanto inconsciente, o eu, a imagem do semelhante e o Outro como lugar do reconhecimento simbólico. Esses quatro polos estão numa relação codificada. O eu e seu semelhante (o outro) estão sobre um eixo imaginário que é o eixo do estágio do espelho. Nele, o eu se confunde com sua imagem que lhe é apresentada como um outro. No início, qualquer identidade passa por aí. Porém, o circuito da fala coloca um mais além para seus dois personagens, essas duas marionetes às quais se fala. Mais além do semelhante está o Outro, o lugar simbólico no qual se inscreve a validade, o sentido da identificação. Mais além do semelhante, o eu busca sua inscrição nesse lugar simbólico. Encontra-se dita inscrição, ela nunca é diretamente audível, apenas deduzida implicitamente ou proferida por uma formação do inconsciente. Essa resposta se dá sobre um eixo simbólico que cruza o primeiro eixo e se dirige não ao eu, mas ao seu mais além, quer dizer, ao sujeito.

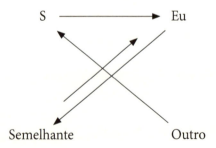

O que não funciona bem na psicose é a amarração da imagem no Outro.

Porém, para dar conta de modo claro do que ocorre na psicose, Lacan utiliza outro esquema mais complexo que vamos ver agora. Costuma-se chamá-lo "esquema R",[1] porque é o esquema que brinda as coordenadas daquilo que nos serve para nos inscrever na realidade, quer dizer, para nos identificar.

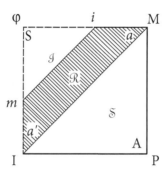

No lugar do Outro, Lacan traça um triângulo que designa como simbólico e que está constituído de três polos que estruturam o Édipo: a mãe, M, o pai, P, e o filho esperado por ambos como ideal, I.

O sujeito deve se construir levando em conta esses três pontos significantes. Faz isso servindo-se de um conjunto de figuras imaginárias que são: o par imaginário do estágio do espelho, o eu e sua imagem – que se constrói paralelamente ao par mãe-filho do triângulo simbólico – e um terceiro tempo: a imagem fálica, ponto em que o sujeito se identifica em resposta ao ponto P do triângulo simbólico, em que se situa a função do nome do pai.

Lacan esclarece que o eixo que vai de *i* a M representa o eixo da relação do eu com seu objeto. Trata-se do registro do ter. Enquanto

---

1 Lacan, J. (1998). De uma questão preliminar a todo tratamento possível das psicoses. In J. Lacan, *Escritos* (p. 559). Rio de Janeiro: Zahar. Publicado originalmente em 1957-1958.

126 SEXTA CONFERÊNCIA: 10 DE ABRIL DE 2015

o eixo que vai de *m* a I representa o eixo da identificação. Trata-se do eixo do ser que parte do eu em direção ao Ideal do eu. Deve--se assinalar que nesse esquema R de Lacan, os dois triângulos, simbólico e imaginário, não se superpõem, estão separados por uma fenda que Lacan designa como real. É esse espaço do real que modula os efeitos do simbólico sobre o imaginário, em outras palavras, os efeitos do significante sobre o corpo. Sabemos que na psicose os efeitos dos significantes do Outro sobre o corpo são exorbitantes.

O exemplo mais famoso que temos desse efeito dos significantes do Outro sobre o corpo do sujeito psicótico devemos às memórias do presidente Schreber.[2] Ele teve o cuidado de escrever, por volta de 1900, tudo o que lhe aconteceu por ocasião do seu segundo acesso psicótico. Publicou com o título de *Memórias de um doente dos nervos*. Seu objetivo principal era demonstrar aos médicos que estava num estado totalmente lúcido e, assim, persuadi-los para que o deixassem sair do asilo.

Freud examinou de perto essas memórias do presidente Schreber e, com isso, estabeleceu um caso que tem um lugar entre as suas cinco grandes psicanálises. O presidente Schreber descreve todos os fenômenos estranhos que acontecem em seu corpo como emanações do pensamento divino. Seus nervos estão em relação direta com os nervos de Deus. Assim, seu corpo está animado pelo capricho de Deus. Recebe mensagens de Deus que não compreende, mas que têm efeitos em seu corpo por intermédio dessa contiguidade dos nervos.

Por que Schreber está em contato direto com Deus pai? Essa é a resposta delirante que encontrou para explicar as alucinações auditivas que percebeu a partir de determinado momento de sua vida, precisamente, o momento em que foi nomeado para um

---

2 Schreber, D. P. (2006). *Memórias de um doente dos nervos* (3. ed., M. Carone, trad.). São Paulo: Paz e Terra.

cargo importante: Presidente da Câmara do Tribunal de Apelação de Dresden. Nesse momento está esgotado, padece de insônia, pensa que vai morrer, leva a cabo várias tentativas de suicídio e é internado.

Ele não pode suportar essa nomeação, esse cargo altamente simbólico, precisamente porque não tinha os recursos simbólicos para sustentar essa identificação. E a análise de Freud e o comentário de Lacan nos permitem entender que algo não funcionou para Schreber nesse triângulo simbólico que situamos no esquema R.

Sabemos que o pai de Schreber era um homem muito rígido, médico de formação, especializado em ortopedia, que havia desenvolvido um aparelho de contenção para que as crianças pudessem trabalhar sentadas, bem eretas, em suas carteiras. Também havia desenvolvido o tratado *Ginástica médica de salão*[3] e preconizado a atividade de jardinagem.[4] Porém, não era muito presente em casa nem desempenhou seu papel de agente separador entre mãe e filhos.

Lacan evocou a foraclusão do Nome do Pai nessa família. Apoiou-se num conceito freudiano. A foraclusão é o que está no terreno jurídico, permanece excluído aquilo que não se pode julgar. Etimologicamente, trata-se de algo que permanece confinado do lado de fora. Algo que não entrou no mundo das representações. Em outras palavras, algo que não existe para o sujeito.

Assim, a psicose se define pela foraclusão da função paterna. O ponto P não se inscreve no triângulo e o que vem em seu lugar é o ponto I, ideal do eu, que procede só do discurso materno. Enquanto na situação comum, na neurose, o ponto I depende tanto

---

3 *Op. cit.*, p. 119.
4 Lacan, J. (1998). De uma questão preliminar a todo tratamento possível das psicoses. In J. Lacan, *Escritos* (p. 558). Rio de Janeiro: Zahar. Publicado originalmente em 1957-1958.

do discurso da mãe como do discurso do pai. É uma conjunção dos dois desejos: o do pai e o da mãe.

Explicitemos o que é a função paterna. Para Freud, a função paterna é uma função de exceção. O pai é aquele que serve de modelo para o desejo masculino. É aquele que permite a transmissão desse desejo, pelo fato de ser quem o encarna – é ele quem se deita com a mãe – e de ser quem o proíbe. Sobre essa base, instaura-se a função simbólica que denominamos *função fálica*. O rapazinho pode se identificar com essa função segundo o modelo paterno, porém, isso supõe que ele tenha renunciado a gozar da mãe. Então, é necessário admitir que o pai faz exceção a essa lei porque ele a transgride e, além disso, é isso que lhe dá direito de ser reconhecido como pai.

A foraclusão que define a estrutura da psicose remete à exceção paterna. Sua consequência é que, ao não haver exceção paterna, nada vem fazer limite à função fálica. A função fálica acaba sendo inconsistente. Assim, tudo quer dizer alguma coisa, tudo tem sentido sem limite. Esse é o próprio princípio da interpretação paranoica. E se alguém impõe-se a esse universo invasor pondo limite nele, isso significa um encontro insuportável para o sujeito psicótico, posto que vive isso como o encontro com um impostor, alguém sem razão, por causa da foraclusão que não reconhece o direito à exceção. É o que Lacan define como tipicamente encontro com *um pai*. Não o pai que garante que o mundo continue girando, mas um pai, um impostor, um sem razão. O encontro com um personagem assim está praticamente sempre na origem do desencadeamento da psicose.

> *Que se procure no início da psicose essa conjuntura dramática. Quer ela se apresente, para a mulher que acaba de dar à luz, na figura de seu marido, para a*

penitente que confessa seu erro, na pessoa de seu confessor, para a mocinha enamorada, no encontro com o "pai do rapaz", sempre a encontramos, e a encontraremos com mais facilidade ao nos guiarmos pelas "situações", no sentido romanesco desse termo.[5]

Curiosamente, nessa lista Lacan somente evoca casos de desencadeamento de psicose em mulheres. Porém, os homens não estão à salvo da psicose, muito pelo contrário; e a essa lista de situações dramáticas, devemos acrescentar a situação do jovem que deve assumir ser pai. Não é casual que alguns prefiram fugir da situação e abandonar sua companheira quando sabem que vão ser pai. Outra situação perigosa para alguns é a passagem ao ato homossexual.

A tese de Freud se baseia nesse ponto, posto que, uma parte do delírio de Schreber centrava-se na sensação de estar preso a um desejo homossexual por parte de seu psiquiatra, o Dr. Flechsig. Chegou mesmo a interpretar que o Dr. Flechsig queria prostituí-lo para vendê-lo a todos os homens. Paulatinamente, Schreber vai experimentando coisas estranhas em seu corpo, o que ele interpreta como sinal de que Deus vai transformá-lo em mulher. Ele se converterá na mulher de Deus. É o que Lacan chamou de *empuxo à mulher* [*pousse-à-la-femme*], que encontramos com bastante frequência na psicose masculina.

Freud interpreta o caso Schreber como a emergência de um desejo sexual recalcado. Hoje, podemos dizer que ele se equivocou. Seu erro se baseia no fato de que somente teve acesso a um texto e não ao próprio sujeito e que tratou esse caso como se fosse uma neurose. Na neurose, podemos falar de homossexualidade

---

5 *Op. cit.* p. 584.

recalcada, porém, na psicose, não se trata de recalque, mas sim de foraclusão. É essa foraclusão que torna muito problemático o encontro homossexual para o homem psicótico, porque, nessa posição, deve enfrentar a situação de ser um objeto, uma mulher, no desejo de um homem. Porém, precisamente, ele não tem nenhuma ideia disso, pois a função do pai está em foraclusão. Por isso tem muitas razões para temer uma inclinação homossexual que o leve ao empuxo à mulher.

Lacan fez disso um princípio e recomendava a seus alunos que prestassem atenção em pacientes que temem ser homossexuais. Aconselhava a não os animar a assumir uma suposta homossexualidade recalcada.

O príncipe

Trata-se de um paciente procedente de uma família estruturada segundo o modo da psicose: uma mãe onipresente e um pai deficiente em sua função. O pai falece muito cedo. A criança é criada sozinha por sua mãe e entregue a si mesma. Há também um irmão primogênito, porém, ele é muito mais velho e não mora na casa. No final da adolescência fica sabendo que seu irmão mais velho, que ocupava a posição de pai, faliu e caiu em depressão. O jovem fica muito afetado, deprime-se também e quer fazer análise. Empreende uma cura em que é interpretada uma homossexualidade latente e ele é animado a assumi-la. A primeira passagem ao ato homossexual desencadeia a psicose. As referências imaginárias nas quais havia se apoiado até então desmoronam. O delírio se instala. É um delírio muito particular. Esse jovem é originário de uma cidadezinha célebre por causa de uma figura histórica, um príncipe do século XIV, profundo letrado que escreveu suas memórias. Esse príncipe tem a particularidade de ter matado seu filho, ao descobrir que ele havia participado de um complô que queria envená-lo. Todos os seus escritos centram-se no seu arrependimento. Em seu delírio, meu paciente considera que é a reencarnação desse príncipe. Interpreta todos os acontecimentos de sua vida atual e, especialmente, os acontecimentos da vida política, referindo-os à vida do príncipe. Mediante pseudometáforas e, principalmente, mediante metonímias, associa os significantes de sua realidade atual com a realidade histórica do príncipe. Como esse paciente não herdou a célula simbólica primordial para ordenar os significantes de sua realidade, busca o remédio para isso em um livro de história. É certo que o príncipe em questão encarna um significante mestre que é importante na região em que vivemos. Deixou numerosos vestígios de sua glória, de seu esplendor, porém também deixou essa zona obscura, essa história com seu filho, esse pai profundamente marcado pela morte de seu filho, que ele provocou acidentalmente. Em resumo, é uma figura de um pai histórico que serve de remédio ao extravio do Outro simbólico nesse paciente.

O delírio tem uma evolução com períodos de relativa calma e períodos de recrudescimento. Meu paciente encontra uma maneira de alojar seu ser, quer dizer, de identificar-se num compromisso político, reconhecendo-se nos valores da extrema direita. Situa-se num eixo imaginário frente ao inimigo que o comunismo representa para ele. Com essas referências extremas, orienta-se na vida. Porém, tudo se desmorona quando Gorbatchov se demite da sua função de presidente do Soviete Supremo. O presidente russo encarnava para meu paciente uma figura de exceção, e sua demissão deixara um lugar vazio. O delírio do meu paciente se inflamou: uma vez que Gorbatchov deixou o poder, ele (o paciente) precisava reorganizar a Rússia.

132 SEXTA CONFERÊNCIA: 10 DE ABRIL DE 2015

Pensei em lhes transmitir alguns elementos dessa observação porque isso demonstra claramente o lugar de exceção paterna. Quando essa função falta, o sujeito pode buscar alhures alguma outra, porém, é um equilíbrio precário, como testemunha esse paciente. Primeiro, instituiu seu irmão mais velho nesse lugar, porém, esse irmão não aguentou e a queda do irmão desestabilizou o edifício familiar e provocou uma profunda depressão nesse paciente, o que anunciava o desencadeamento da psicose. Essa psicose havia se estabilizado relativamente graças à história do príncipe bearnês, que servia de figura de exceção, porém houve uma recidiva aguda da psicose quando Gorbatchov, outra figura de exceção, se demitiu e deixou um lugar vazio.

Esse lugar vazio da exceção é como um abismo que aspira o sujeito psicótico, que se oferece para tamponar o furo. Esse é o efeito devastador para ele do Ideal do eu, que já não é o terceiro termo do triângulo simbólico, porque o pai está em foraclusão, mas vem no lugar de P. Não por acaso, na maioria dos delírios, encontramos a ideia de uma missão. A ideia delirante da missão traduz o apelo do Ideal exorbitante que vem no lugar deixado vazio pela foraclusão do Nome-do-Pai. Para dar conta disso, Lacan modifica seu esquema R, adaptando-o à situação da psicose do presidente Schreber.

A foraclusão do Nome-do-pai que se escreve P0 é um furo que, como reação, desencadeia outro furo no triângulo imaginário: Φ0. Esses dois furos tendem a aspirar a zona R que só subsiste sob a forma de uma hipérbole.

Aqui, seja qual for a identificação pela qual o sujeito assumiu o desejo da mãe, ela desencadeia, por ser abalada, a dissolução do tripé imaginário ... na impossi-

bilidade de ser o falo que falta à mãe, resta-lhe a solução de ser a mulher que falta aos homens.[6]

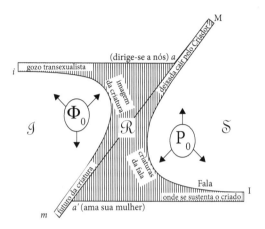

Esquema I[7]

Nessa transformação do esquema R em esquema I, temos de observar que o Ideal do eu tomou o lugar do Outro. A foraclusão do Nome-do-pai acentua a função do Ideal do eu que, assim, adquire acentos superegoicos terríveis. O sujeito que tende a desaparecer, dada sua inscrição impossível em Φ0 – é o famoso *assassinato d'almas*[8] de que o presidente Schreber dá fé. Esse sujeito é reduzido à imagem ideal do eu que Schreber vê em seu espelho como dotado de atributos femininos. É o que Lacan localiza como o gozo narcisista de sua imagem. Ele faz referência a uma passagem muito explícita das *Memórias*,[9] em que Schreber nos descreve

---

6 *Op. cit.*, p. 572.
7 *Op. cit.*, p. 578.
8 *Op. cit.*, p. 577.
9 Schreber, D. P. (1984). *Memórias de um doente dos nervos*. Rio de Janeiro: Edições Graal, pp. 55-57; 96-97.

os nervos da voluptuosidade que o unem a Deus e que o transformam em uma mulher. É isso que ele constata em seu espelho. Ele goza de seu ser mulher, gozo esse que se confunde com o gozo do Outro, quer dizer, com o gozo que supõe a Deus. Nesse momento em que tudo vai bastante bem para Schreber, ele se une – como Santa Teresa de Ávila – ao gozo de Deus que compartilha no gozo de seu ser feminizado.

Lacan resume esse aspecto da experiência schreberiana assim: "Toda a espessura da criatura real, ao contrário, interpõe-se para o sujeito entre o gozo narcísico de sua imagem e a alienação da fala em que o Ideal do eu assumiu o lugar do Outro".[10]

Porém, deve-se assinalar que essa solução não funcionou por muito tempo para Schreber, já que teve uma grave recaída em 1907.

No que diz respeito ao desencadeamento do terceiro episódio, temos de prescindir da leitura de Freud e do comentário de Lacan, pois nem um nem outro teve acesso às informações que temos hoje. Podemos descartar a morte de sua mãe, ocorrida em maio de 1907, isto é, seis meses antes de sua recaída. É certo que a mãe de Schreber ocupou um lugar muito particular para seu filho. Ele viveu com ela quando saiu de sua segunda internação e sabemos que nenhum dos irmãos ou irmãs de Schreber pôde ficar longe dessa mãe. Porém, sua morte não fez que Schreber submergisse num estado de luto irreparável. Contudo, o desencadeamento da doença de sua mulher, com quem voltou a viver depois da morte de sua mãe, precede em alguns dias o estado psicótico de Schreber, um estado muito mais grave e deficitário que os precedentes.

---

10 Lacan, J. (1998). De uma questão preliminar a todo tratamento possível das psicoses. In J. Lacan, *Escritos* (p. 578). Rio de Janeiro: Zahar. Publicado originalmente em 1957-1958.

BERNARD NOMINÉ   135

Há, entretanto, um elemento ao qual até agora eu não tinha reparado. Encontrou-se nos arquivos da família Schreber uma declaração dele que respondia a uma solicitação que lhe havia sido dirigida por uma associação de Leipzig, Der Freund der Schrebervereine, procurando esclarecer uma polêmica entre várias associações que reclamavam ao Dr. Moritz Schreber sobre uma doação feita pela mãe de Schreber a algumas dessas associações. Umas se consideravam mais legítimas que as outras. Por seu pai ter desenvolvido certo modo de educação, algumas associações de Leipzig apelavam em razão de seu sobrenome para comprar hortos na periferia da cidade: Schrebergärten. No outono de 1907, depois da morte da mãe de Schreber, seus filhos foram solicitados a se pronunciar sobre essa polêmica e denunciar os impostores, ou seja, aqueles que compravam parcelas de forma abusiva em nome do "idealismo hortigranjeiro"[11] do pai de Schreber.

Pedem a ele que tome a palavra em nome do pai, quer dizer, exatamente o que Schreber não pôde fazer. Não é que o ideal esteja em foraclusão nele, é que nada mais é que uma produção do desejo materno, sem referência ao pai, além de seu patronímico. Curiosamente, por ocasião da morte de seu marido, a viúva de Moritz Schreber fez tudo o que era necessário para tornar ilustre o nome dele, fazendo doações a algumas associações que apelavam a ele, sendo que nunca havia criado Schrebergärten. Ao morrer sua mãe, Schreber se vê confrontado com uma espécie de impostura já que sabe "que esse renome póstumo é puro produto do desejo da mãe".[12]

Aqui encontramos algo que Lacan estigmatizou em seu seminário, trata-se da função de *nomear a,* que em geral marca a degradação da função do Nome-do-pai.

---

11 *Op. cit.,* p. 588.
12 Quackelbeen, J. (1986). *Schreber inedita* (p. 139). Paris: Seuil. [*que ce renom posthume est un pur produit du désir de la mère*].

> *Ser nomeado a [nommé-à] qualquer coisa, eis o que*
> *coloca numa ordem que se vê efetivamente substituir*
> *ao Nome do Pai. Exceto que aqui, à mãe por si só bas-*
> *ta para designar aí o projeto, fazer aí o traçado, indi-*
> *car aí o caminho. ... O que é que este traçado designa*
> *como retorno do Nome-do-pai no Real, enquanto pre-*
> *cisamente, o Nome do Pai é "verworfen", foracluído,*
> *rechaçado, e que a esse título designa essa foraclusão*
> *– da qual eu disse que é o princípio mesmo da loucura*
> *– será que esse nomear a não é o signo de uma degene-*
> *rescência catastrófica?*[13]

O que está claro é que Schreber, *nomeado a* ter de distinguir os verdadeiros dos falsários, não pôde manter-se em seu lugar. Esse é um elemento importante do caso Schreber, porque talvez nos permita captar que algumas identificações são possíveis para o sujeito psicótico, enquanto outras causam estragos. Assim, entendo que qualquer identificação que somente se sustente numa nomeação a algum ideal que tenha emanado unicamente do desejo da mãe corre grande risco de levar o sujeito psicótico ao estrago.

A propósito disso, posso brindar vocês com o exemplo de um paciente que atendi durante muito tempo.

O caso Nadar

Encontrei-me com Nadar pela primeira vez quando clinica-va como psiquiatra. Havia sido enviado por seus pais ao hospital

---

13 Lacan, J. (1973-1974). Sessão de 12 de março de 1974. In J. Lacan, *O Seminário, livro 21: les non-dupes errent*, texto inédito. Tradução livre da edição staferla. Recuperado de http://staferla.free.fr/.

psiquiátrico em que eu trabalhava porque tinha se recluído em seu apartamento. Permanecera assim durante três semanas, quase sem comer nem dormir e havia deixado de ir trabalhar. Nessa época, ele quase não falava, salvo para se queixar do tratamento psiquiátrico. Suas primeiras palavras foram proferidas depois de quinze dias, quando os enfermeiros se deram conta de que ele tinha uma fome atroz e recolhia as sobras da comida em pequenas bolsas que escondia em seu quarto. Então, pôde confessar que fazia isso por causa da terceira guerra mundial.

Do lado dos significantes familiares há uma figura importante: o avô materno. Era um engenheiro brilhante, chefe de uma empresa e sua mãe havia arranjado para que seu marido fosse empregado de seu pai. Assim, ela havia favorecido a identificação de Nadar com o avô materno. Ele se dedicou a estudar matemática com o propósito de ocupar o lugar do avô. Quando o avô materno faleceu, a mãe instalou o filho no apartamento do defunto e entregou a ele seu carro. Tudo isso foi insuportável para meu paciente. Nessa época, Nadar estava quase acabando seus estudos para se tornar professor de matemática. Então, cancelou seu último exame. Esse fracasso desencadeou a catástrofe.

Em realidade, a morte do avô materno havia deixado livre o lugar de exceção na estrutura familiar. Assim, ser aprovado em seu exame de matemática teria proporcionado a Nadar ocupar o lugar que sua mãe lhe tinha outorgado. Havia sido nomeado para substituir o ideal do avô materno.

Depois de certo tempo, graças à transferência, foi dando mais detalhes e pudemos principalmente esclarecer o momento do desencadeamento. Houve dois maus encontros.

Primeiro: um encontro com a morte. Ele estava com um companheiro escalando um pico na serra, quando, de repente, ouviu um grito, um homem cai morto diante deles e têm de permanecer

138 SEXTA CONFERÊNCIA: 10 DE ABRIL DE 2015

ao lado do cadáver esperando socorro. O companheiro, que tem fome, abre uma lata de conserva e come. Nadar percebe, então, um cheiro de carniça e, de repente, tem um pensamento: diante da morte de alguém se diz "o sonho se acaba". O fenômeno do cheiro de carniça com essa impressão de fim de sonho nos leva a pensar em um fenômeno elementar.

Segundo: outro encontro com a morte. Pouco depois, uma tia se afoga diante dos seus olhos. Levam a tia ao hospital onde ele a visita. A tia lhe dá a mão e ele desmaia. É quando tem uma primeira alucinação. Ouve uma voz que diz: "Cristo voltará para salvar os homens".

A esses dois encontros com a morte deve-se acrescentar o encontro com o amor. Nessa época, Nadar se enamora por sua prima que é afilhada do avô materno. Trata-se, certamente, de uma erotomania. Imagina que a prima-irmã o quer, que os pais e os mais chegados o impedem que chegue perto dela. Então ele se isola em seu apartamento, uma solidão que tenta solucionar com bulimia e masturbação.

Pois bem, o verdadeiro momento do desencadeamento, o encontro com *Um-pai* – como diz Lacan –, ocorre quando se encontra com um estudante japonês que estava isolado como ele no restaurante da universidade. Almoçam os dois, um na frente do outro. É a época em que Nadar está invadido por esse gozo oral. Então, não suporta encontrar isso em seu semelhante. Os ruídos da boca do estrangeiro diante dele o molestam, assim como molestam os mesmos ruídos da boca de seu pai. À noite, volta a seu apartamento e é quando ouve os gritos de uma mulher que parecem vir do andar superior. Tem a certeza de que se trata de sua prima a quem o estudante japonês estaria atormentando.

Noite após noite, repete-se o mesmo fenômeno. Ouve gritos e sempre com a mesma significação: torturam sua prima. Os algozes são aqueles a quem ele havia dado a mão e com os quais havia almoçado. Pouco a pouco, a significação se especifica. Não torturam a prima, mas a fazem gozar com aparatos ignóbeis, como uma broca na vagina e depois com a "máquina de gozar". Tem a impressão de que o edifício inteiro está organizado para tornar isso possível. Além disso, confessa que, se a fazem gozar, é por causa dele. Atuam por conta dele.

Tem a ideia, a sensação, de que a prima está sempre às suas costas e que ele é o único que não a vê. Para afastar esse devaneio, essa fantasia de que morria e voltava a ressuscitar às suas costas, tinha de matá-la com um punhal dizendo: "Eu te mato!".[14] Essa vertente de seu delírio me levou a pensar que a prima representava seu duplo feminino e, assim, realizava certa forma de *empuxo à mulher*. Esse desdobramento imaginário supõe também um desdobramento no âmbito do simbólico. Tem dois nomes pois, de repente, preenche duas declarações de renda distintas. Já não abre sua correspondência e imagina que outro personagem, com seu segundo nome, pode ler sua correspondência, fumar seu charuto e cometer delitos à sombra. Certamente, esse desdobramento fracassa em colocar travas no desencadeamento do gozo, que o assalta na solidão do apartamento de seu avô defunto. O único remédio que encontra para fazer calar as vozes é impor a si restrições alimentares mediante fórmulas estranhas sem sentido, ordens insensatas, "Não beber água para poder estudar novamente matemática, não comer carne de boi com molho para tornar-se geômetra...". Certamente, imagina que alguns poderiam fazê-lo comer os pratos proibidos para persegui-lo. Nisso, segue em parte o delírio de seu primo que teve um episódio de anorexia delirante e que lhe teria dito

---

14 "*Je te tue*" [eu te mato]: em francês, existe uma homofonia entre "*tue*" [matar] e "*tu*" (segunda pessoa do singular). Nadar não usa essa homofonia, toma essa frase ao pé da letra. Com sua fórmula, Nadar mostra que tenta separar ao "*Je*" e ao "*tu*", sem eficácia. [N.T.]

que desconfiara dos convites para ir a restaurantes. "Convidam-te para ir ao restaurante e depois te... (*reticências*). Esta é a fatura." Nadar não entendeu o sentido dessa frase interrompida, contudo, evita cuidadosamente os restaurantes. Nadar enfrenta o gozo que o simbólico lhe impõe.

Depois de uns anos de tratamento, o estado de Nadar melhorou, a equipe terapêutica o animou a fazer uma formação para se readaptar. Ele a fez e de modo brilhante. Porém, o êxito resultou fatal para ele. Novamente, sentia-se nomeado a cumprir o ideal materno. Sofreu uma recaída. Foi então que eu, desde minha posição na transferência, propus a Nadar outro caminho. Aconselhei a equipe que abandonasse a ideia de readaptação. Eles perceberam que Nadar era excelente tirando fotos. Tinha verdadeira inclinação pela fotografia e, além do mais, sabia revelar fotos. Assim, propuseram a ele que se encarregasse de um laboratório para revelar as fotos no manicômio.

Nessa época, Nadar me contava tudo isso com certa culpa porque considerava que essa inclinação para as fotos, que havia herdado de seu pai, o havia levado a não estudar suficientemente e, portanto, ao fracasso. Eu o animei a se dedicar à sua inclinação, pedindo-lhe que fizesse fotos para decorar minha sala de espera. No início se negou, porém, finalmente aceitou e me cobrou um preço que não foi precisamente simbólico. A partir desse momento, meu reconhecimento lhe permitiu participar de concursos nacionais e internacionais e ganhar prêmios sem que nunca mais sua psicose fosse desencadeada.

Agora eu entendo o que se passou. Sem saber bem, eu havia proposto a ele um caminho no qual podia identificar-se consigo mesmo sem passar pelo ideal materno.

A cura analítica de um sujeito psicótico não deve ser dirigida como a de um sujeito neurótico. A análise permite ao neurótico desapegar-se de suas identificações para encontrar uma identidade mais essencial, ou seja, sua verdade.

O psicótico, por sua vez, é um sujeito que não se identifica com seus semelhantes e isso o leva a um sofrimento tremendo. Então, não se coloca em nenhum lugar na realidade do mundo. Até pode acontecer que invente outra realidade, seu delírio, no qual se outorga um lugar de exceção. Por isso, a cura analítica de um sujeito psicótico teria de permitir-lhe identificar-se, de modo tal que a vida possa ser suportável e ele possa prescindir dessas identificações absurdas que o levam à catástrofe.

Identificar-se equivale a sentir-se sendo alguém, poder contar--se entre outros, o que lhe permite aguentar os fracassos sem ser aniquilado, reduzido ao nada ou perseguido por rivais malignos. Poder contar-se entre outros também permite que suporte o êxito sem sentir a vertigem de quem se encontra só no pico da pirâmide ou como o único vivente do planeta.

No meu modo de ver, a questão primordial que nos coloca o tratamento possível da psicose é de uma identificação possível e suportável.

Para voltar ao caso Schreber, vemos que na terceira crise já não há nada que possa barrar a passagem das exigências do ideal. A espessura da criatura se desmorona e isso repercute diretamente na vivência corporal do sujeito que volta a sentir o cheiro da perda de seus órgãos, a putrefação de seu corpo, e pede que seja sepultado.

Minha hipótese é que o papel da mulher de Schreber foi decisivo durante muito tempo, pois ela amava seu esposo ainda que ele não tivesse correspondido. Amava-o pelo que ele era, um homem, e talvez isso tenha feito barreira ao *empuxo à mulher* enquanto Schreber estava com ela. Ao conservar seu amor por ele, assegurava a ele um lugar onde podia viver sua realidade de homem viril.

142 SEXTA CONFERÊNCIA: 10 DE ABRIL DE 2015

Assim, ela assegurava-lhe esse espaço da realidade que Lacan escreve como R, mas que também é o real que, de certo modo, fazia habitável seu ser viril.

Aqui encontramos o lugar que uma mulher pode ocupar na psicose de seu companheiro. Lacan observa que, apesar do delírio que o faz mulher de Deus, Schreber conserva o eixo imaginário em que se inscreve o amor por sua mulher.[15] Lacan diz isso referindo-se àquilo que Schreber anota em suas memórias.

No entanto, nos arquivos que podemos estudar agora, especialmente as cartas de Frau Schreber aos médicos, vemos que esse amor irrepreensível não é tão evidente. Parece que Frau Schreber temia muito seu marido e não tinha nenhuma pressa de que ele voltasse para casa. O mesmo Schreber a amava a seu modo, ou seja, com ambivalência. Porém, no final das contas, quem melhor pode testemunhar o amor do que quem o expressa? Amar começa com atrever-se a dizer: "Te amo". Nesse sentido, não cabe dúvida de que Schreber amou sua esposa.

Um poema que Schreber escreveu por ocasião do aniversário de sua esposa, em 1907, testemunha isso:

> *E se fosse preciso que nada permanecesse daquilo que desejamos;*
>
> *Que pelo menos uma coisa resista ao tempo:*
>
> *Guarda-me teu amor antigo*
>
> *Tal como eu te dediquei fielmente o meu.*[16]

---

15 Schreber (2006), *op. cit*, p. 126.

16 *"Et s'il fallait que rien ne demeure de ce que nous avons désiré, / Qu'une chose au moins résiste au temps: / Garde moi ton amour ancien / Comme je t'ai fidèlement dédié le mien."*

Definitivamente, para extrair uma conclusão do processo de identificação na psicose de Schreber, direi que sua esposa não deixou de identificá-lo como homem. Assim, assegurou a ele um espaço onde habitar seu ser masculino e compensar, por um tempo, os efeitos devastadores de sua identificação delirante com a mulher de Deus. Quer dizer, o lugar de exceção que não existe. O furo sem fundo no universo da linguagem.

O que Frau Schreber assegura mais ou menos a seu marido é uma identificação com um homem que está submetido à função fálica. Contudo, essa função só vale para ela, nela. Podemos supor que em sua constelação familiar ela havia herdado os dados de um pai de exceção. Então, empresta a seu marido essa função que para ele não existe sem ela. Quando ela desaparece, quando adoece, deixa de falar e de cuidar de seu marido, ele se acha novamente em seu abandono fundamental.

Esse papel de uma mulher na relativa estabilização da psicose de seu cônjuge é clássico. Temos exemplos famosos: o da Nora de James Joyce e o da Gala de Dalí. São duas mulheres que amaram, cada uma de seu modo, o louco do seu marido, protegendo-os de cair no abismo.

Deve-se saber, por exemplo, que o falecimento de Gala precipitou Dalí em um estado de profunda psicose. Retirou-se para o castelo de Púbol, onde Gala estava sepultada e lá permaneceu recluso. Deixou de pintar, não reconhecia suas obras, via falsas obras por toda parte, coisa que semeou o pânico entre seus *marchands*. Sentia-se cada vez mais perseguido. Recusava a comida e a bebida porque queria desidratar-se para que seu corpo se mumificasse quando morto. Vivia no escuro porque não queria que o vissem. Seu estado mental se degradou gravemente. Morreu sete anos mais tarde.

Quanto a Nora Barnacle, esposa de James Joyce, o que se sabe – graças à publicação da correspondência de Joyce com sua mulher – é que trocavam cartas obscenas que testemunham que Nora se prestava com gosto a servir à perversão de seu marido. Podemos pensar que isso permitiu a Joyce ancorar seu ser num mínimo de realidade, situando-se ao lado dos que sofrem a castração e ao abrigo do gozo do Outro, que o perseguia por meio da língua e contra o qual não deixou de lutar.

A aposta da identificação para o sujeito psicótico consiste em encontrar um lugar onde albergar seu ser no escasso espaço entre a identificação especular que agarra o sujeito no transitivismo, o inferno da simetria, e a identificação devastadora que aspira o psicótico em direção ao ideal mortífero.

Referências

Allais, A. (1994). Un drama muy parisino. *Angélica*, (6), 139-150.

Foucault, M. (2014). *Herculine Barbin dite Alexine B.* Paris: Gallimard. Série Connaissances.

Freud, S. (2011a). Conferências introdutórias à psicanálise (1916-1917). In S. Freud, *Obras completas* (Vol. 13, S. Tellaroli, trad.). São Paulo: Companhia das Letras, 2014. Publicado originalmente em 1916-1917.

Freud, S. (2011b). Psicologia das massas e análise do Eu e outros textos (1920-1923). In S. Freud, *Obras completas* (Vol. 15, pp. 13-113, P. C. de Souza, trad.). São Paulo: Companhia das Letras. Publicado originalmente em 1921.

Freud, S. (2011c). A organização genital infantil. In S. Freud, *Obras completas* (pp. 168-175). Publicado originalmente em 1923.

Freud, S. (2011d). Algumas consequências psíquicas da diferença anatômica entre os sexos (1923-1925). In S. Freud, *Obras completas* (Vol. 16, pp. 283-299, P. C. de Souza, trad.). São Paulo: Companhia das Letras. Publicado originalmente em 1925.

146 REFERÊNCIAS

Freud, S. (2017). *A interpretação dos sonhos* (Vol. 1, pp. 155-183, R. Zwig, trad.). Porto Alegre, RS: L&PM. Publicado originalmente em 1901.

Lacan, J. (1992). *O seminário, livro 17: o avesso da psicanálise.* Rio de Janeiro: Zahar. Publicado originalmente em 1969-1970.

Lacan, J. (1998). De uma questão preliminar a todo tratamento possível das psicoses. In J. Lacan, *Escritos* (pp. 537-590). Rio de Janeiro: Zahar. Publicado originalmente em 1957-1958.

Lacan, J. (1999). *O seminário, livro 5: as formações do inconsciente.* Rio de Janeiro: Zahar. Publicado originalmente em 1957-1958.

Lacan, J. (2003a). *O seminário, livro 9: a identificação.* Edição do Centro de Estudos Freudianos de Recife. Publicado originalmente em 1961-1962.

Lacan, J. (2003b). Radiofonia. In J. Lacan, *Outros escritos* (p. 426). Rio de Janeiro: Zahar. Publicado originalmente em 1970.

Lacan, J. (2010). *O seminário, livro 8: a transferência.* Rio de Janeiro: Zahar. Publicado originalmente em 1960-1961.

Lacan, J. (2012). *O seminário, livro 19: ... ou pior.* Rio de Janeiro: Zahar. Publicado originalmente em 1971-1972.

Lacan, J. (2016). *O seminário, livro 18: de um discurso que não fosse semblante.* Rio de Janeiro: Zahar. Publicado originalmente em 1971.

Lacan, J. (1973-1974). *O seminário, livro 21: les non-dupes errent,* texto inédito. Tradução livre da edição staferla. Recuperado de http://staferla.free.fr/.

Quackelbeen, J. (1986). *Schreber inedita.* Paris: Seuil.

Schreber, D. P. (1984). *Memórias de um doente dos nervos.* Rio de Janeiro: Edições Graal, pp. 55-57; 96-97.

Schreber, D. P. (2006). *Memórias de um doente dos nervos* (3. ed., M. Carone, trad.). São Paulo: Paz e Terra.

Sun Tzu (2006). *A arte da guerra* (S. B. Cassal, trad). Porto Alegre, RS: L&PM. Traduzido do chinês para o francês por Padre Amiot em 1772.

Stoller, R. J. (1994). *Sex and gender*. London: Karnac.